生殖健康全书

主编　史金腾　李真珍

河南科学技术出版社

·郑州·

内容提要

本书作者在多年妇科和男科临床工作的基础上，参阅了大量最新文献，采用现代医学和中西医理论，同时兼顾国内外最新的基因学技术和诊断方法，运用叙事医学手法，从不同角度阐述了优生优育、生殖泌尿系统感染、肿瘤防治、男女不孕不育、性功能障碍等新理念、新知识和新技术。全书共八章，观点新颖、全面系统、深入浅出，可作为社区科普大学的课外读物，对基层医务工作者、全科医生、健康管理者及追求健康生活方式的人有很好的参考和指导意义。

图书在版编目(CIP)数据

生殖健康全书/史金腾，李真珍主编．—郑州：河南科学技术出版社，2019.1(2019.11 重印)

ISBN 978-7-5349-9363-3

Ⅰ.①生… Ⅱ.①史… ②李… Ⅲ.①生殖健康-健康教育 Ⅳ.①R169.1

中国版本图书馆 CIP 数据核字(2018)第 202188 号

出版发行：河南科学技术出版社
地址：郑州市经五路 66 号　　邮编：450002
电话：(0371) 65737028
网址：www.hnstp.cn
策划编辑：吴　沛
责任编辑：吴　沛
责任校对：王晓红
封面设计：张　伟
版式设计：孙　嵩
责任印制：朱　飞
印　　刷：河南新华印刷集团有限公司
经　　销：全国新华书店
开　　本：720 mm×1020 mm　1/16　印张：16.75　字数：264 千字
版　　次：2019 年 1 月第 1 版　2019 年 11 月第 3 次印刷
定　　价：68.00 元

编写人员名单

主　编　史金腾　李真珍

副主编　虎宝杰　王彩红

编　委　（按姓氏笔画排序）

王永芬　王花芬　王彩红　史金腾

史虎峰　李真珍　张平化　虎　珂

虎宝杰　胡玉真　郭红军　崔　鹤

前言

＊＊＊＊＊＊＊＊＊＊＊＊＊＊＊＊＊＊＊＊＊＊＊＊＊＊＊＊＊＊＊＊

在生生不息的人类历史长河里，女性承担着孕育生命的崇高使命。作为社会顶梁柱的男人，只有具有健康的身体才能使男士们在前行的道路上从容不迫。夫妻和谐安全的性生活是维系夫妻和睦的重要因素，年轻的伴侣盼望孕育一个健康活泼的宝宝，这也是全家人的美好心愿。

随着社会经济快速发展，人民生活水平提高，生殖健康越来越受到人们的关注和重视。生殖健康是指健康正确的性心理；重视妇女经期、妊娠期、分娩期、哺乳期、绝经期等阶段的心理保健；具有和谐满意、安全合法的性生活；没有性传染病的担心；对婚姻和下一代负责，有控制和调节生育的能力，无计划外妊娠；妇女可以安全分娩，并能生育健康婴儿，使其健康成长。

近年来，随着生活节奏加快，工作压力增大，人们饮食结构的改变和环境污染等因素的影响，引起生殖能力下降、不孕不育及妇科与男科肿瘤发生率增加，这些已成为影响婚姻、家庭、社会的重要问题。许多不育不孕的夫妇受家庭伦理、社会习俗等方面的压力，致使精神紧张、焦虑不安，奔波在求医的路上。现实生活越来越证明生殖健康医学知识的重要性。

1963 年，我和妻子虎宝杰（妇产科主任医师）从同济医学院毕业后，两人曾长期从事泌尿外科和妇产科临床工作。1997 年退休后，协助组建了二七区计划生育技术服务站，继而被原郑州市计划生育委员会聘请，担任了郑州市计划生育技术服务中心主任，培养了许多计划生育技术人才，从事生殖健康和计划生育技术服务工作。李真珍是郑州大学医学院研究中心博士、副研究员、硕士研究生导师，为本书捉笔，充实了本书基础医学理论。

我们于2002年组织妇科和男科团队成立了郑州市二七生殖健康研究所，并加入了老年科技工作者协会，被聘为郑州市首批社区科普大学教师、科普讲师团，为广大城乡居民做健康知识讲座。多年来，我们在工作中搜集和整理了生殖泌尿系统感染、肿瘤防治、男女不孕不育、性功能障碍等方面的新知识、新技术、新理念，为了使更多人受益，兹汇集成书。

叙事医学是具有叙事素养的医护人员，遵循叙事规律践行的医学。因为医学的对象是人，目的是解除患者的痛苦，不仅仅是肉体的痛苦，也包括精神上的痛苦，所以医学必须叙事。兹将其列为第八章，以期尝试和探讨叙事医学。

我们从医55年，大半生从事生殖健康与生殖疾病的临床和科普工作。我们都已八秩老龄，若不将这些临床经验整理出来，真乃憾事。谨将这本书作为一份礼物，献给朋友和病友们。

编写本书时参阅了许多专家、学者和同道们的文章，因篇幅有限，未一一列出。我国著名皮肤性病学专家吴志华教授为本书“性传播疾病”做了审阅和补充。值此书付梓之际诚挚感谢。

由于时间仓促，笔者水平有限，书中错误及不当之处，恳请读者指正。

史金腾

2018年10月22日

目录

＊＊＊＊＊＊＊＊＊＊＊＊＊＊＊＊＊＊＊＊＊＊＊＊＊＊＊＊＊＊＊＊

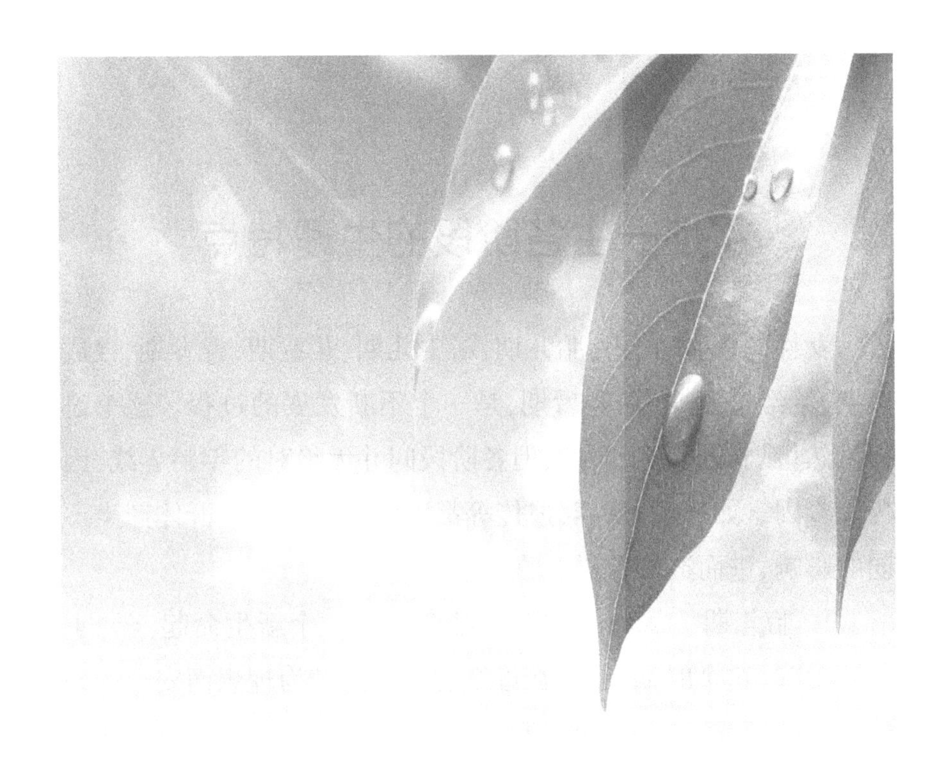

第一章　生殖与优生

在绚丽多姿的大千世界里，女性是美丽温柔的化身，是时代亮丽的风景线。人们常说女人是生命的摇篮，承担着生儿育女的使命；男人是家庭的支柱，力量的象征。当他们结合在一起，在追求“性福”中渴望孕育一个健康可爱的小宝宝，是他们共同的愿望。寓科学之优生，细细品味，获得智慧，那将是人生最大的幸福。

女性一生各阶段的生理特点

女性的一生可分为胎儿期、新生儿期、儿童期、青春期、性成熟期、绝经过渡期、绝经后期，是一个不断发展的过程。这个过程虽然可划分成几个时期，但各阶段间并无绝对的年龄界线，因为许多因素如环境、营养、遗传等都可以对一个人或群体产生不同的影响，进而造成差异。

1. 胎儿期　从卵子和精子结合成为一个新生命起，至“十月怀胎”。这个时期，胎儿在母亲的子宫内较为理想而安全的条件下迅速发育，一般是280天。

2. 新生儿期　从胎儿出生开始至满28天。胎儿离开了母体，独立面对外部世界，需要建立完善的呼吸功能，吮吸、消化和吸收养料来满足新生儿活动和生长所需的物质和热量。

3. 儿童期　从出生后4周到12岁。此期间儿童体格生长发育，而性腺和生殖器维持幼稚状态。约在8岁后，丘脑下部和垂体的激素分泌量逐渐增高，刺激卵巢内的卵泡发育，少量性激素开始分泌。在雌激素的作用下，乳房和内外生殖器官开始发育增大，脂肪分布也逐渐呈现女性的特征。

4. 青春期　童年幼稚的生殖器官成熟过渡的时间。随着全身体格的发育，性功能也逐渐成熟，以月经初潮为标志，月经从不规律到有一定的规律性。第二性征，包括乳房、阴毛、腋毛、脂肪分布、声音以至心理都一一呈现，向成人型方向过渡变化，

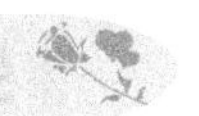

这是女孩改变非常显著的一个时期。据 1980 年前对 13 万人的调查：城市中初潮年龄 77%为 13~17 岁，而农村 80%为 14~18 岁。

5. 性成熟期　卵巢生殖功能与内分泌功能最旺盛时期。性成熟期自 18 岁开始，历时 30 年。这时期，卵巢的功能成熟，并有性激素的分泌和周期性排卵，乳房和生殖器官也有周期性变化，为女性生育活动最旺盛时期，又称为生育期。

6. 绝经过渡期　又称为围绝经期，为女性从生殖功能旺盛的状态向老年衰萎过渡的时期。这时期可始于 40 岁，可历时 10~20 年。它可分为两个阶段：绝经前期、绝经期。

（1）绝经前期：卵巢内卵泡数明显减少，而存留的卵泡对垂体促性腺激素的感应性降低，女性在此期虽然仍有正常的月经周期，甚至也可以受孕，但容易发生黄体功能不全、雌激素分泌量偏低、无排卵。相反，由于卵巢功能的衰退，导致垂体的促性腺激素，特别是促卵泡激素（FSH）值的升高。

（2）绝经期：卵巢功能进一步衰退，卵巢的性激素分泌量减少，其性激素量变化不足以引起子宫内膜周期改变，导致绝经。此情况可历时 1 年以上，通常将最后一次月经称为绝经。我国女性绝经年龄平均为 49.5 岁，80%为 44~54 岁。

7. 绝经后期　当人体各种生理功能开始衰退，特别是性腺功能减退以至于消失时，人的老年期就已开始，并持续到生命的终结。此时，血浆中脂蛋白和胆固醇含量往往增高，血压升高，肌肉及结缔组织萎缩，张力降低，脂肪沉着，体重增加，卵巢功能消退，骨代谢失常，引起骨质逐渐脱钙而疏松。

给少女们说说月经那些事

有年秋天，我在妇科门诊值班，附近中学送来了一个 15 岁的女学生，说她上体育课时，突然从下身流出暗红色液体，顺着裤腿流到脚背，浸湿了鞋袜，被老师和同学送进我的门诊。从她惊慌的眼神中看出她很恐惧和羞涩。我问她："过去来过月经吗?"她告诉我从未来过，经妇科检查，诊断立即明确，她原来是处女膜闭锁，剧烈运动后突然裂开，大量陈旧性经血涌出所致。那时学校不上生理卫生课，家长不与孩子们交流，少女们出现月经或月经异常情况时，一时不知所措。看来给少女们说说月经那些事，是非常有必要的。

要想了解女性，必须从月经说起，那么，我们先说说月经那些事吧。月经在女人的青春期如约而至，又在更年期渐渐走远。所以，女人要珍惜与月经相守的岁月，像对待"闺中密友一样对待她"。

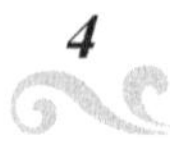

子宫内膜受卵巢的变化支配，发生周期性脱落出血，一般每月一次，所以称为月经。两次月经的第 1 天的间隔时间叫月经周期，多数为 28～30 天，月经周期在 21～35 天均属正常，提前或延后 7 天仍属正常范围。月经期是月经持续的天数，一般为 2～8 天。经血量一次为 20～60 毫升，大于 80 毫升为月经过多，少于 5 毫升为月经过少，经血量在月经来潮的第 2～3 天最多。经血为暗红色。正常经血的特点是不凝固，只有出血多的情况下

 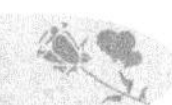

会出现血凝块。

月经周期或经血量出现异常称为月经不调，是妇科常见病，主要表现为月经周期及量、色、质发生异常。若月经周期提前7天以上，称为月经先期；若月经周期延后7天以上，称为月经后期；月经周期出现时而提前时而延期，称为月经先后不定期。若量较以往明显增多，称为月经过多；若周期基本正常，经量明显减少，甚至点滴即净，称为月经过少；行经时间长达8天甚至淋漓半个月不净者称为经期延长，均属月经不调。

有些女孩进入青春期后，由于下丘脑－垂体－卵巢轴系统发育没有完全成熟，卵巢无排卵子宫内膜增生分泌不充分，以及外部的各种因素的影响，如精神紧张、营养不良、环境和气候骤变、饮食紊乱、过度劳累等引起体内生殖激素调节紊乱而造成功能性失调，出现非正常子宫出血，或月经周期、经量的异常。临床表现为不规则子宫出血延续几周，甚至更长时间，临床上称为青春期异常子宫出血，简称青春期功血。出血量过多时别不好意思，别默默忍受，要看医生，否则会引起贫血和其他并发症。随着年龄增长，卵巢功能正常，月经会逐渐规律。

许多少女为痛经所困扰，常见的原因有：①子宫位置过度前屈、后屈，子宫颈口狭窄造成行经血流不畅，滞于子宫内，引起疼痛。②子宫发育不良并发子宫血供异常，使得子宫组织缺氧，引起经前或经期疼痛。③初次来月经的女孩，缺乏月经知识，因而出现恐惧、焦虑、忧郁等心理障碍。④子宫内膜和经血中有一种叫“前列腺素”的激素物质，具有强烈收缩子宫平滑肌的作用，会引起痛经。

少数女孩超过16周岁，第二性征已发育，月经尚未来潮的现象，叫原发性闭经；曾经有过月经，停经6个月以上或按自身原有月经周期计算，停经3个周期以上者，则称为继发性闭经。为什么会发生闭经呢？导致原发性闭经的有先天性无子宫、子宫发育不全。继发性闭经的原因较多，有子宫内膜损伤；严重子宫内膜结核；人工流产时刮宫过深，宫腔形成瘢痕和粘连；哺乳时间过长或长期服用避孕药，使子宫内膜过度萎缩。闭经只是一种症状，诊断时首先必须寻找引起闭经的原因，即下丘脑-垂体-卵巢轴的调节失常，发生在哪一环节，确定是何种疾病引起的。询问病史及体征排除假闭经(如妊娠)和其他全身性疾病。可做孕激素试验、雌孕激素序贯试验，以排除子宫性闭经，性激素六项检查，可排除下丘脑及垂体性闭经，综合多种因素，根据病因进行治疗。

当女性遇上一些重要场合或重大活动，如高考、竞技、外出旅游、新婚或分居两地的夫妇探亲等，如果此时正值月经期，将带来诸多不便，影响个人情绪。所以在特定情况下，可采用科学方法避开不适宜的月经期。

让月经提前的方法：在月经前15天即两次月经的中间，口服或肌内注射孕激素3~5天，一般停药4~7天，月经即可来潮。让月经推迟的方法：从月经来潮的第3~5天开始用孕激素或口服避孕药，根据情况持续用药，通过推迟子宫内膜的脱落来推迟月经来潮时间。

通常对于内分泌正常月经规律的女生，在十分需要的情况下，偶尔采用一次推迟或提前月经来潮的方法还是可以的。但是，使用药物干预月经的事不可过于频繁，而且，必须在医生指导下慎重施行，不可滥用，以免导致内分泌紊乱引发相关疾病。

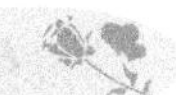

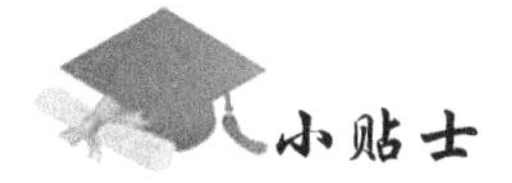

小贴士

1. 月经期七要 ①要保持心情舒畅;②要防寒,保暖;③要用温水洗澡;④要保持外阴干净;⑤要适当运动;⑥要合理营养;⑦要劳逸结合。

2. 月经期八不要 ①不要精神紧张;②不要涉水,淋雨;③不要用冷水洗澡;④不要坐浴;⑤不要吃过量冷饮和生冷食物;⑥不要吃辛辣刺激的食物;⑦不要剧烈运动;⑧不要行房事。

人是怎样来的

人是怎样来的?要回答这个问题首先要从卵子和精子说起。

卵巢在女性的盆腔内,子宫两侧,左右各一,卵巢产生卵子。卵巢是女性生殖腺,伴随着卵泡的发育和各种激素的分泌,在实现生育功能的同时,调节着女性的身体机能。卵泡的形成早在妈妈的子宫里就开始了,女婴出生时卵泡数目有 200 万个,到了女性青春期时,存留的生殖细胞有 30 多万个。女子进入生育期后,每个月经周期中排卵 1 次,发育成熟的卵细胞直径可达 18~23 毫米,是人体最大的细胞。女性的育龄期有 30~35 年,女性一生中一般只有 400~500 个卵泡发育成熟并排卵,这意味着每一个优势卵泡是从 1 万多个生殖细胞中脱颖而出的。

睾丸呈卵圆形,像鸡蛋黄大小,在阴囊内以阴囊线为界左右各一。睾丸是男性的生殖腺,主要功能是产生精子和分泌雄性激素。成人睾丸表面有一层坚厚的由纤维组织构成的白膜,白膜沿睾丸后缘增厚,凸入睾丸内形成睾丸纵隔,从纵隔发出许多结缔组织小隔,将睾丸实质分成300多个小叶。每个小叶含有3~4根曲细精管,曲细精管有产生精子的功能,成人每天大约可产生2亿个精子。另一类为支持细胞,为生殖细胞输送营养物质。在曲细精管之间的组织中有三五成群的细胞叫间质细胞,间质细胞分泌雄性激素。促进精子产生,是维持男性的第二性征的主要物质,是男子力量的来源。

男子进入发育成熟期后睾丸能产生成熟的精子,精子外形似蝌蚪,长约60微米,是人体最小的细胞,也是不能再生长发育的细胞。正常成年男性一次射精量为2~6毫升,如果每毫升精液中精子数以2 000万个及以上计算,一次射精可排出1亿~4亿个精子。

射精后,精子在女性阴道中首先遇到的第一关就是阴道的酸性分泌物。一部分精子特别是不健康的精子在酸性环境内会相继死亡,剩下的部分精子要穿过宫颈又黏又厚的宫颈液,精子靠自己的尾巴不停地摆动,最后仅有数千个精子游过十几厘米长的子宫和输卵管,通常在输卵管壶腹部与等候在那里的卵子相会。精子吸附在卵子表面,精子靠顶体反应,通过拼搏较量,大部分精子夭折,其中最强大的一个精子独占鳌头,与卵子结合成为受精卵,真可谓千里挑一,得来不易。

受精卵借助输卵管上皮内膜纤毛的推动及管壁蠕动向宫腔方向移动。受精卵在输卵管的移动中,开始发育分裂,4~5天后到达子宫腔。受精卵到达子宫后,表面分泌出能溶解子宫内膜的蛋白酶,进行分解、侵蚀子宫内膜,形成缺口,促使囊胚进入子

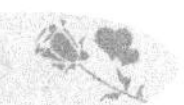

宫内膜致密层。子宫内膜表面的缺口进行修复后，把整个受精卵埋入子宫内膜中，这个过程称为孕囊着床。此后，孕囊在宫腔内逐渐长大成胚胎、胎儿。十月怀胎，一朝分娩，人就是这样来的。

为什么会发生反复自然性流产

赵莉托人带来的信上说："我又流产啦！这已经是第三次！因为我有前两次流产的经历，这次怀孕后特别注意，婆婆和丈夫啥都不让我干，我连班都不上了，请长假休息，谁知道这次胎儿还是停止发育了，现在清宫后在家休养。为什么倒霉的事都落在我头上，眼看 30 岁出头，心里很着急，请给出出主意吧。谢谢！"。我回信如下："您好！信已收到，胎停育的原因很多，我曾经写过'为什么会发生反复自然性流产'的科普文章，您先看一下，等身体恢复后，将你在当地医院检查结果都带来，我帮您找找原因。"

盼望生个健康宝宝，是所有夫妇的理想和愿望。然而，有些女性反复流产，甚至多达四五次，无论采取何种措施保胎似乎都无济于事。流产是指妊娠不足 28 周、胎儿不足 1 千克、胚胎或胎儿及附属物排出母体。发生在妊娠 12 周之前者称为早期流产；而发生在 12 周之后或小于 28 周者称为晚期流产。早期流产中 2/3 发生在月经期前的流产为隐性流产，又称为生化妊娠。同一性伴侣连续发生 3 次及 3 次以上的自然流产称为复发性流产(过去称为习惯性流产),发病率占总妊娠的1%,近年来有上升趋势。若胚胎停止发育,在子宫内停留两周或更长时间未及时排出,称为稽留流产。稽留流产需要多次清宫,常引起大出血或其他并发症。倘若多次发生自然流产或胚胎停止发育,会影响流产者的身心健康。

母体相当于土地,贫瘠的土地难以长出好苗子。如果母亲患有生殖器官异常(如双子宫、双角子宫、子宫纵隔、子宫肌瘤、子宫颈闭锁不全)、慢性营养不良、内分泌疾病、凝血功能异常、生殖道感染,特别是母亲患有弓形虫病,风疹、巨细胞等病毒感染,均可导致自然流产。如果母亲经常有焦虑或抑郁等不良情绪,也会导致母体免疫功能紊乱,诱发自然流产的发生。当父亲罹患严重全身性疾病或精液异常或生殖器官疾病,存在抗精子抗体阳性,平时有不良生活习惯及接触有毒有害物质等,都会产生问题精子造成流产。另外还有大家熟悉的是ABO、Rh母儿血型不合等。

自然流产要根据病因不同进行治疗,如子宫畸形、生殖道结构异常、宫腔内息肉等需要进行手术治疗;内分泌异常如多囊卵巢综合征、高泌乳血症、黄体功能不全、甲状腺疾病、糖尿病等内分泌疾病引起的流产应进行病因治疗;还有夫妻双方基因相似度过高,导致配偶抗淋巴细胞特异性抗体(HLA抗体)或封闭抗体缺乏综合征,应进行小剂量淋巴细胞免疫治疗;对有免疫耐受异常者,要进行淋巴细胞主动免疫治疗。

孕妇要暂停性生活,确保充分休息,避免过度劳累,避免外界不良影响,戒烟戒酒、避免接触化学物质、远离噪声、振动、情绪异常等。建议有流产病史的孕妇要远离宠物,以防感染弓形

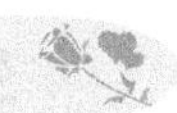

虫,预防感冒,防止感染风疹病毒及疱疹病毒等。以中药、叶酸、微量元素等辅助支持治疗。孕妇要按时孕检,至少包括孕6~7周第一次超声筛查。一旦发生流产,半年以内要避孕,防止发生习惯性流产。

近年来研究发现,胚胎或夫妇染色体异常是引起自然流产的最主要原因,夫妇任何一方染色体异常均可导致流产,而且流产时间越早,染色体异常检出率越高。

染色体异常包括数目异常和结构异常。数目异常以三体最多见,如13、16、18和21和22三体。结构异常引起的流产较少见,主要有平衡易位、倒置、缺失和重叠及嵌合体等。

染色体平衡易位携带者外貌、智力和发育等通常是正常的。然而染色体平衡易位携带者(男女皆有可能)与正常人结婚后,女性怀孕过程中经常出现反复流产及胎儿畸形,此类夫妇的孩子仅有1/18的概率是健康婴儿。

胎儿染色体异常,如16三体,也就是说胎儿的第16号染色体上多出了一条。人体16号染色体上存在着和发育有关的重要基因,假若这对染色体出现异常,无论怎样保胎,胎儿都不可能存活。所以,进行保胎治疗的孕妇最好在孕15~20周空腹抽取静脉血行唐氏筛查;孕妇在孕12~22^{+6}周,可进行无创DNA检查,对21三体、18三体和13三体的准确率可达99%;羊水穿刺的检查(最好是孕16~22周),既可诊断染色体数目异常,也可诊断结构异常,基本涵盖了所有染色体疾病,诊断范围非常广。当孕妇孕20~24周时,请技术娴熟的医生做胎儿四维彩超,必要时胎儿MRI(核共振成像)等检查,及时发现问题,避免流产或严重缺陷儿的出生。

神奇的基因

我们生存的地球及浩瀚的宇宙,在自然界、生物界不知有多少奥秘需要去探索。但是在诸多奥秘中关于人类自身的奥秘更为人们所关注。地球上不同种族都有各自不同的体貌特征,即使是同一个民族中也找不出完全相同的两个人。同卵双生间的相似程度会使人惊叹不已,但是,他们在长相、肤色、皮肤纹理、行为举止、思维智慧等方面仍存有差异。过去,人们往往将这些不解之谜归于上天,现在人类基因的研究成果已经揭示了这些奥秘,原来是人类基因在操纵这一切。

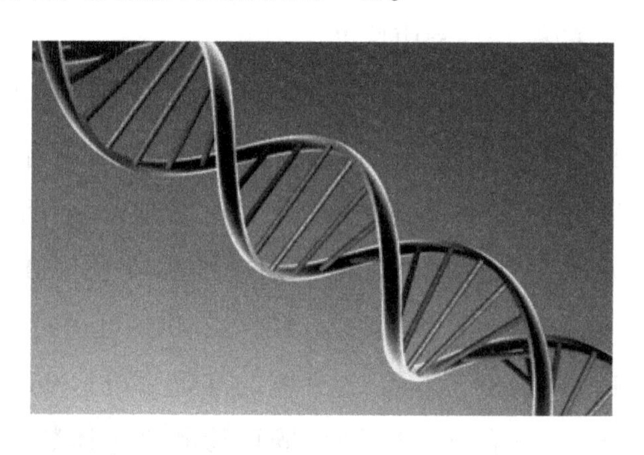

自然界中所有生物体都是由细胞构成的。如果将生物体比喻成一座大厦,细胞就是构筑这座大厦的砖瓦。人体大约由 50 万亿个细胞组成不同功能的组织、器官形成各大系统,相互协调成为一个完整的机体。

细胞的形状结构可以比喻为一个鸡蛋，细胞核如同蛋黄，细胞质如同蛋清，细胞膜如同蛋皮、蛋壳。人的细胞核内有脱氧核糖核酸(DNA)，它是人类的遗传物质。基因是DNA分子上具有遗传效应的特定序列的总称，是具有遗传效应的DNA片段。

DNA是一个长长的分子，呈双螺旋结构，一个DNA分子上有数千甚至百万个碱基对，每个碱基对的不同排列，就意味着一个不同的遗传信息，如种族、肤色、头发、性格、性别等。基因不仅可以通过复制把遗传信息传递给下一代，还可以使遗传信息得到表达，也就是遗传信息以一定方式反映到蛋白质的分子结构上，从而使后代表现出与亲代相似的形状、特征。

人类基因组计划早于2003年基本完成，根据联合国公布的人类基因图谱分析表明，人类基因由31647亿个碱基对组成，共有3万~3.5万个基因，分布在细胞核的23对染色体中。基因的多样性决定了生物的多样性。

染色体是基因的载体，基因位于染色体上，呈线性排列，呈棒状，因其可以被染色后在高倍显微镜下观察，故其名曰染色体。

人类正常有23对染色体，其中22对为男女两性共有，称为常染色体，主要协调身体的发育；另一对为决定性别的染色体，称为性染色体，通常用X和Y来表达。女性的性染色体为XX；男性的性染色体为XY。在受精时，女性只提供X型染色体的卵子，而男性提供的精子分别含有X染色体和Y染色体两种类型。若仅含X染色体的卵子与X型染色体的精子结合则发育为女胎；若卵子与带有Y型染色体的精子结合则发育成男胎。因此，女性染色体的配对组是XX，男性染色体的配对组是XY。

所以,男胎女胎主要取决于什么样类型的精子和卵子结合。所以,胎儿的性别决定于精子和卵子结合的那一瞬间,也就是说胎儿性别是由男性精子类型决定的。

决定胎儿的性别是一个相当复杂的问题,与许多因素有关,不同类型的精子数量、活力的差异、遗传因素、生活环境、营养条件甚至父母的职业等。目前网络上流传着许多生男生女的秘诀,如想生男孩,男性多吃酸性食物,女性多吃碱性食物。想生女孩,女性多吃酸性食物。殊不知,人体是一个复杂的生命体,有完善的酸碱平衡生理调节机制,人体具有使 pH 值经常保持在 7.4 的功能。因此,网上流传喝苏打(碳酸氢钠)水生男孩的传言是不可信的,关于有“转胎药”的传言更是无稽之谈。

胎儿性别控制目前已经有科学的方法,它能有效避免一些遗传性疾病。例如,有些疾病的基因只能遗传给男性,则可以选择女胎。此项技术若被“重男轻女”庸俗观念者所利用,则破坏了人口男女性别的自然比例,将会导致人口性别失衡。

目前基因诊断技术已经被用于染色体病、遗传病、胎停育、自然流产的筛查;卵巢功能的评定;叶酸补充的指导;亲子鉴定;药物研发;病原微生物筛查等许多方面。基因治疗给基础医学和临床医学发展带来契机,我国早在 2007 年成功绘制出全球首张黄种人基因组序列。随着分子生物学的进步和飞速发展,人类许多奥秘,如生老病死,将会真相大白,人们追求的健康长寿将得以实现。

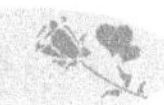

什么是染色体病

染色体病或染色体综合征，是指遗传物质的改变在染色体水平上可见，表现为数目或结构上的改变。由于染色体病累及的基因数目较多，故症状通常很严重，累及多器官、多系统的畸变和功能改变。

人类正常有23对染色体，其中22对为男女两性共有，称为常染色体；另一对为决定性别的染色体，称性染色体。常染色体核型按其大小、形态依次命名为1～22号染色体。第1号染色体体积最大，第22号染色体体积最小，一般来说，染色体越大所含的遗传物质越多。对人体染色体在数目上的增加或减少，通常是致死的，表现为胎儿停止发育、早期流产等。但是有些小染色体如13号、18号和21号染色体其数目的增多或减少人往往是可以承受的，但通常有严重的先天性畸形和智力障碍，生存能力也显著降低。然而性染色体数目的增多或减少，一般不导致死亡，只表现两性畸形、生育能力下降、不育及轻度的体格发育畸形或智力低下等。染色体结构的改变通常为平衡易位所导致的疾病统称为染色体综合征，此类综合征目前已发现数百种。

细胞染色体核型的描述包括两个基本组成部分。首先用阿拉伯数字表示染色体的数目，再用两个英文大写字母表示性染色体的组成如XX，XY，二者之间用逗号隔开。因此正常男性核型为“46，XY”，正常女性核型为“46，XX”。其中“46”表示细胞

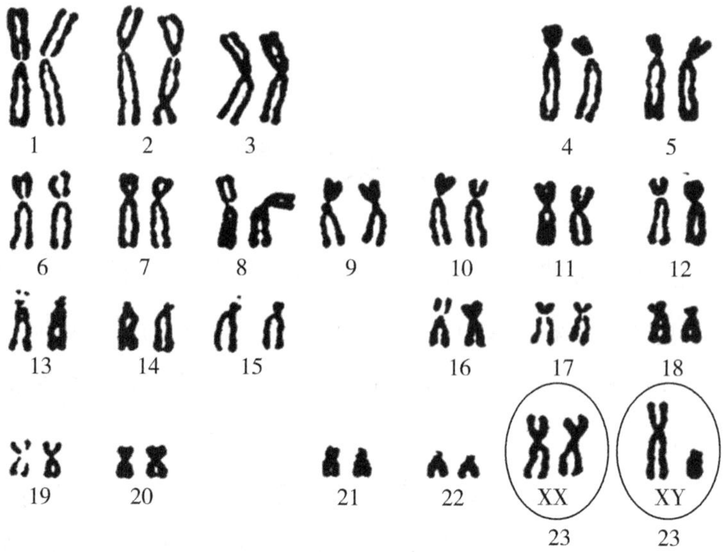

中染色体总数为 46 个(23 对)。其中最常见的染色体异常“47,XY+21”,则表示第 21 号染色体多了一个,即染色体总数目比正常人多一条,共 47 条,这是人类最常见的一种唐氏综合征(21 三体综合征)的男性染色体核型。此患者有特殊面容,明显智能低下,生长发育障碍和多发畸形,为唐氏综合征,需要家人长期照顾。

“47,XXY”多一条性染色体,是克氏综合征核型。有部分克氏综合征患者常在婚后不孕体检时被发现。其睾丸小如花生米或蚕豆、质软、阴茎能勃起,但勃起硬度不尽如人意。约半数乳房呈女性发育,四肢细长,肌肉不发达,血睾酮低,精液中无精子。

“45,XO”则少一个性染色体,是特纳综合征核型。特纳综合征称为先天性卵巢发育不全,由于性染色体异常,卵巢不能正

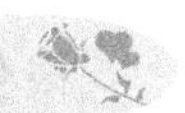

常生长和发育，呈条索状纤维组织，卵巢内无原始卵泡，没有卵子。临床特征为身材矮小，成年后身高极少超过150厘米，颈短而粗，呈蹼颈，胸部呈盾牌状，闭经和第二性征不发育。

胚胎或父母一方或双方染色体异常是引起自然流产的最主要原因。有60%以上的流产或停止发育的胚胎中可检测出各种类型染色体异常。

孕期如何诊断胎儿染色体病

如果不幸发生流产、死胎、死产，只需要取一点胚胎或死胎组织，存放于干净加有少量生理盐水的容器内，尽快送往能够做DNA检查的检验机构。如果不能立即送往检验地，可存放于冰箱冷藏室内，在4℃环境下冷藏，要尽量保证在24小时内送达，最迟也不可超过72小时。

孕15~20周空腹抽血进行唐氏筛查，如果筛查结果存在高风险，建议在孕16~22周进行羊水穿刺，通过羊水检测即可知道胎儿染色体数目是否异常，并且可诊断结构是否异常，如平衡易位、非平衡性结构异常、标记染色体等。因此羊水穿刺诊断范围非常广，基本涵盖了所有染色体疾病。

“无创产前DNA检测”是一项新的检测技术，孕妇在孕12周至22周加6天内抽静脉血送达专业检验机构检验。该技术目前只能对21三体、18三体、13三体等最常见的三种综合征进行诊断，检出率分别达到99%、96%、92%。研究发现，母亲外周血中存在胎儿游离的 DNA,无创产前 DNA 检测就是通过抽取母亲外周血,利用高通量基因测序技术,对母体中的微量 DNA 片段进行测序,并将测序结果进行微量分析。无创 DNA 检测比唐氏筛查准确,又比羊水穿刺检查安全。对母体中的微量 DNA 片段进行测序,并将测序结果进行微分析,从而检测胎儿三大染色体疾病,但是对于微重复、微缺失等染色体结构异常等基因病变则无法测出。

当孕 20~24 周时,技术娴熟的 B 超医生也可通过胎儿四维彩超检查或胎儿 MRI(磁共振成像)等技术,及时发现胎儿问题,避免严重缺陷儿的出生。如果超声、MRI 提示异常,需要进行羊水穿刺检查,明确诊断,最后把关。

遗传病

遗传病是遗传物质改变,包括染色体畸形以及在染色体水平上看不到的基因突变而导致的疾病。可将遗传病分为三类:第一类是上述的染色体病或染色体综合征。第二类是指单基因遗传病,就是由单个基因发生变异而引起的疾病,目前已经发现 5 000 多种单基因病,主要是由单个基因的突变导致的疾病。按其表现分为常染色体显性、隐性及伴性隐性遗传病。所谓显性基因是指等位基因中(一对染色体基本上相同座位上的基因)只要其中之一发生突变即可导致疾病的基因。隐性基因是指只有一对等位基因同时发生突变才能致病的基因。第三是多基因

 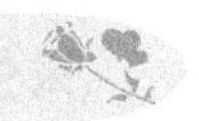

病，这类疾病涉及多个基因起作用，与单基因病不同的是这些基因没有显性和隐性的关系，每个基因只有微效累加的作用，因此同样的病不同的人由于可能涉及的致病基因数目上的不同，其病情严重程度有明显的不同。

伴性遗传病是指位于 X 染色体上隐性致病所导致的遗传病。常染色体显性遗传病患者与正常人结婚，他的后代子女中 1/2 发病，1/2 是正常的，男女发病机会均等。疾病包括白内障、夜盲症、青光眼、多囊肾、尿崩症、多指(趾)畸形、软骨发育不全等 400 余种。因为伴性隐性遗传病是 X 染色体基因变化引起的，发病与性别有关，男性多于女性。女性是两条 X 染色体，男性是一条 X 染色体和一条 Y 染色体，如果其中一条染色体上基因出现突变，男性则会发病。若是女性带有这个病 X 染色体，是一个携带者，她本人不发病，但可以把这个病基因传给她的后代，如红绿色盲症、血友病等 80 多种。我们每个人身上可能有 5~7 种常染色体隐性遗传病基因，当两个隐性基因碰在一起时才会发病。所以绝大多数情况下均不导致遗传病。

近亲结婚与遗传病

近亲结婚特别是直系血亲及三代以内的旁系血亲之间婚配的情况就不同，他们之间有很近的共同祖先，因此，极可能从共同祖先身上获得了相同的隐性基因。据统计，近亲结婚者有1/4发生遗传病。没有发病者中 2/3 带有致病基因，如先天性肌弛缓、白化病、侏儒、苯丙酮尿症、小头、白痴等。没有血缘关系的两个个体中带有相同的隐性致病基因的可能性极低。因此,无血缘关系个体间婚配,同时带有一对等位隐性致病基因,即隐性遗传病患儿的可能性很小,遗传病发生率相对较低。

据统计,我国白化病的父母 20%~50%是近亲结婚,黑蒙氏痴呆的父母 20%~80%是近亲结婚。肝豆状核变性一般人群仅 1/400 万,而表兄妹结婚后代中高达 1/64,发病率增加 6 000 倍。据报道,近亲结婚后代患遗传性疾病比非近亲结婚后代遗传病要高 6~15 倍,而婴儿死亡率和畸形率高 3~4 倍。

细胞核内神秘的基因,掌控着人的生老病死,人们除了外伤以外,几乎所有的疾病都与基因异常或基因突变脱不了干系。第二次世界大战后日本广岛长崎缺陷婴儿出生率明显增加,无疑与原子弹爆炸核辐射有密切的关系。

英国生物学家和进化论的奠基人达尔文与表姐结婚后所生的 10 个儿女中,3 个早年夭折,5 个终身不孕,其余孩子也都病魔缠身,或智力低下,达尔文晚年通过研究植物才恍然大悟,万分遗憾。

目前对于致病基因及染色体异常携带者最好的孕育方法是采用试管婴儿技术,通过高通量测序或者基因芯片等方式对胚胎进行基因诊断,直接选择出健康的胚胎进行移植。

母亲怀孕时若感染风疹病毒、弓形虫、疱疹病毒等,以及不良嗜好如抽烟、酗酒、密切接触有毒有害的物质,都会引起基因变异。空气的污染、环境激素、各种电磁波干扰、饮食结构变化、有毒有害物质的作用、不良生活习惯都是造成基因变异和基因突变的因素。合理的营养,戒烟限酒,适当的健身运动,保持愉

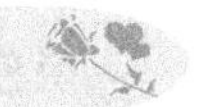

悦的心情，养成科学的生活方式，追求健康，管理健康才能呵护好基因，享受美好人生。

备孕夫妇孕前要做哪些常规检验

优生检查是指夫妻准备生育之前例行的身体检查，男士优生检查与女士优生检查同样重要，因此，男女双方都需要做孕前优生检查，实现优生以确保正常怀孕和生育健康宝宝。

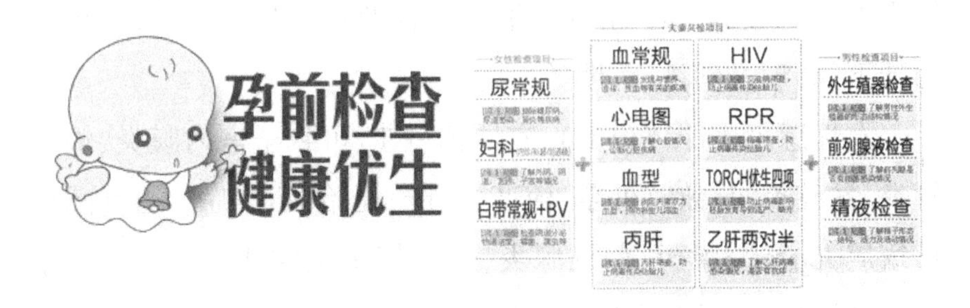

一个孩子要继承父母双方各一半的遗传物质，但是，在胚胎发育过程中，不同的碱基对重新排列组合，原本正常的遗传物质也会变异。如果怀孕期母体受到严重病毒感染的影响，发生基因变异对胎儿有两种不良影响：一是胎儿发育异常（各种先天性畸形及智力低下）；二是胎儿死亡（流产、死产）。较常见的病毒感染有以下几种：风疹病毒、巨细胞病毒、单纯疱疹病毒，以上三种病毒感染均可引起胎儿小头畸形、脑积水、白内障、视网膜炎、小眼球、耳聋、先天性心脏病等，造成流产、早产、死胎或缺陷儿，如胎儿畸形、智力发育迟缓、癫痫等。

对风疹病毒、巨细胞病毒、单纯疱疹病毒目前可以通过简便的检验方法查出有无病毒感染,对优生优育有重要意义。此类病毒抗体包括 IgG 和 IgM。IgG 阳性,表示过去有过此类病毒感染,IgG 阳性有助于分析既往胎儿发育异常或死亡的原因。IgM 阳性则表示现在有此类病毒的感染,若出现病毒 IgM 阳性,应当治愈后再怀孕。

弓形虫是病原微生物的一种,它可以寄生在猫、狗等动物身上,人通过与动物的接触被感染。感染了弓形虫病一般临床症状轻微,甚至可无任何临床表现,常被忽视。如果孕妇被弓形虫感染,可通过胎盘感染胎儿,造成流产、早产、死胎和胎儿畸形、智力发育迟缓等。还有些婴儿出生后没有症状,数年后出现智力低下、癫痫及斜视、失明等。

女性感染支原体(UU)、衣原体(CT)可致子宫内膜炎、输卵管炎、盆腔炎,导致宫外孕、流产、早产、死胎、不孕症。男性感染可致睾丸炎、精囊炎、前列腺炎,影响精子生成并造成输精管堵塞,诱发男子自身产生抗精子抗体,造成不育。

以上检查已列为常规孕前检查项目,基层医疗机构都能完成。

备孕期如何补充叶酸

在妇科临床工作中,笔者几乎每天都会遇到备孕女性提出关于补充叶酸的问题。为什么要增补叶酸?怎样补充叶酸?叶

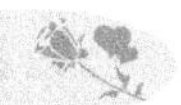

酸代谢障碍是怎么一回事?可以检验吗?

叶酸是人体必需的水溶性 B 族维生素中的一种,又称为维生素 B_9,人体不能自己合成,只能从食物中摄取。叶酸与红细胞的破裂和生长有关联,参与人体多种基础生化过程,包括核苷酸的合成、DNA 复制,还参与蛋白质及其他重要物质的转化、合成。对中枢神经系统的细胞修复及神经系统的发育有重要作用。

人类的胚胎神经管在受孕后第 21 天(相当于末次月经 35 天)开始闭合,至第 28 天(相当于月经第 42 天)完全闭合。如果在此期间母亲体内叶酸不足,胎儿神经管就可能出现发育障碍,从而导致神经管缺陷儿的出生。

在我国胎儿神经管畸形的发病率大约为 3‰,是出生缺陷的高发国,最常见的就是脊柱裂和无脑儿等神经管畸形。此外,叶酸缺乏还可能导致胎盘早剥、胎儿发育迟缓等,甚至出现准妈妈妊娠高血压、糖尿病和先兆子痫等严重疾病。

人体不能自己合成叶酸,只能从膳食中摄取。食物中叶酸主要存在于绿色蔬菜、坚果、豆类、蛋和动物的肝肾组织中。由于食物的不当储存或烹饪习惯,如高温炒菜可造成蔬菜中叶酸的流失。同时,天然叶酸的生物利用率低,只有人工合成叶酸的 60%左右。有人推算,如果人体要摄取 0.4 毫克叶酸(1 片增补剂的量),需要吃 44 个中等大小的番茄,或 200 个中等大小的苹果。由此可见,单纯通过膳食是不可能补充人体所需的叶酸,需要增补人工合成的叶酸。

我国原卫生部于 1993 年 9 月开始推广备孕妇女增补叶酸,预防胎儿神经管畸形。建议所有计划怀孕的妇女最好孕前 3 个月开始增补叶酸,每日增补 0.4 毫克叶酸至妊娠满 3 个月。2009 年 6 月又全面启动了“增补叶酸预防神经管缺陷”重大公共卫生项目,为农村和城镇有生育计划的妇女免费提供叶酸增补剂。

最近,中国妇幼协会出生缺陷防治与分子遗传分会共同制定并公布了《围受孕期增补叶酸预防神经管缺陷指南》,明确指出按照风险高低进行个性化增补叶酸的具体建议。

妇女高风险人群是指有神经管缺陷患儿生育史;夫妻一方神经管缺陷;男方既往有神经管缺陷患儿生育史者。建议这些女性从可能怀孕或孕前至少 1 个月开始,每日增补 4 毫克叶酸,直至妊娠满 3 个月。鉴于国内没有 4 毫克剂型只有 5 毫克叶酸剂型,亦可每日增补 5 毫克叶酸。对于中等风险妇女,建议从可能怀孕前至少 3 个月开始每日补充 0.8~1.0 毫克单纯叶酸或含叶酸的多种维生素,直至妊娠期满 3 个月。增补叶酸也不是增补量越多越好,增补过量也可能会带来乳腺癌和直肠癌的高发风险。

通过叶酸代谢检测,能正确评估叶酸利用能力的高低,为增补叶酸提供科学依据。有条件的地方可以开展检测叶酸代谢酶 MTHFR 基因突变、血液叶酸浓度或血液同型半胱氨酸浓度检验。对于血液叶酸浓度低的妇女,可适当增加增补剂量。对于高同型半胱氨酸血症妇女,建议每日增补至少 5 毫克叶酸,直至血液同型半胱氨酸水平降至正常后再考虑受孕,且持续每日增补 5 毫克叶酸,直至妊娠期满 3 个月。我国神经管缺陷发生率分布呈现北方高于南方、农村高于城镇、冬季高于夏季的特点。应根据具体情况适当增加剂量或延长增补时间,进行个性化增

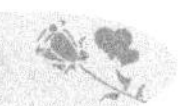

补叶酸。

增补叶酸应从怀孕前2~3个月开始，现实生活中不少妇女是在非计划中无意怀孕的，等知道怀孕时再增补叶酸，往往为时已晚，滞后了2~3个月，错过了预防神经管缺陷的最佳时期，所以建议可能怀孕的孕龄妇女，就应开始增补叶酸。

研究证明，男性体内缺乏叶酸会导致精子质量降低，精子携带染色体数量异常等，因此，孕前男性也应该增补叶酸。新婚夫妇准备怀孕前至少应该做叶酸代谢障碍检测、高同型半胱氨酸血症基因检测，科学增补叶酸将有利于优生优育。

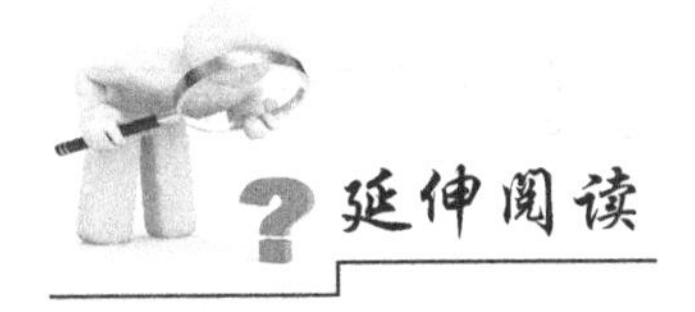

叶酸代谢障碍检测

在人体内，外源性叶酸需要在体内经5,10-亚甲基四氢叶酸还原酶(MTHFR)催化形成具有生物学功能的5-甲基四氢叶酸才能实现它的价值。MTHFR和甲硫氨酸合成酶(MTRR)基因是参与叶酸代谢的重要酶基因，这些酶基因在自然人群中存在一些多态性，基因突变可引起酶活性的改变，从而造成叶酸代谢障碍。不同个体叶酸代谢能力相差巨大，通过检测叶酸代谢过程中这些重要酶基因的多态性，就能筛查出具有叶酸代谢障碍的人群。

科学研究证明，通过基因检测技术手段，对人体MTHFR基因及MTRR基因进行检测，评估叶酸代谢障碍风险等级，为制订叶酸的个性化补充方案提供参考依据，避免叶酸补充不足或过量。

叶酸代谢障碍检测是抽取静脉血或刷取口腔黏膜上皮脱落细胞送

检,该检测安全、简便、无交叉感染。检测叶酸代谢障碍是采用荧光定量PCR和DNA测序技术两种,前者可以进行定性和定量两方面的研究,后者是遗传检测的金标准,两者结合能够更好地保证结果的真实可靠。

此项检查适用于所有准备怀孕和已经怀孕的妇女(孕前、孕早期、孕中期)。对预防自发性流产、妊娠期高血压、胎儿宫内发育迟缓、早产,特别对于有不良孕产史(如畸胎、死胎、流产、胎停育等)的妇女具有重要意义。

为什么封闭抗体阴性的女性难以正常怀孕

前年我的一位学生带来了一个不育症女性就诊,该患者婚后10年曾4次发生自然流产,在当地做了许多检查和治疗。从病历的资料中获悉抗精子抗体、抗子宫内膜抗体阴性,输卵管造影通畅,月经及排卵都正常。但是,患者没有检查过封闭抗体,经抽血检查封闭抗体结果是阴性。我们将其转至免疫治疗中心治疗,最近得知该患者已喜得贵子,如愿以偿。

父母的精卵结合而成的胚胎同时带着父母双方的遗传基因,即父母各占一半,所以,胚胎对于子宫来说,来自父亲的那部分是个外来物,妈妈体内的免疫系统会自动“攻击”这个胚胎外来物,造成自然流产。但是,母体内有一种对胚胎起保护作用的抗体——封闭抗体,在胚胎种植过程中担当着重要角色。封闭抗体一方面可以与母体的细胞毒性淋巴细胞结合,阻止对胚胎的杀伤;另一方面可以与胚胎上的抗原结合,阻断母儿直接的免

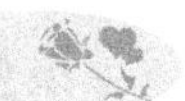

疫识别。一旦“封闭抗体”缺乏，母亲体内的免疫系统容易对胚胎产生免疫攻击，最终导致胚胎种植失败或自然流产。所以和大部分抗体检查结果不同，封闭抗体阴性反而代表异常。

临床上封闭抗体缺乏的治疗称为“丈夫淋巴细胞免疫治疗”，就是抽取父亲的血液提取里面的淋巴细胞，经过处理后注入母亲的体内，通过反复多次的刺激产生封闭抗体。一般每2~4周1次，4次为1个疗程，完成治疗后复查，也就是说1个疗程治疗至少需要2~4个月。需要注意的是，由于这个治疗需要采用父亲的血液，如果父亲患有肝炎、梅毒等可以通过血液传播的疾病，就不适合为母亲提供血液，可以请父亲的兄弟作为供血者进行治疗。

频繁人工流产危害大

一位30多岁女性因怀孕3个月，阴道出血量多求治。经超声检查未见胎心和胎动，胎儿宫内已停止发育，临床诊断为胎停育。她非常渴望有个自己的孩子，这已经是第三次胎儿停止发育，为找出胎儿停止发育的原因，我们为她做了基因检查、封闭抗体、叶酸代谢等多项检查，检查报告未见异常。病史中得知她婚前曾有过多次怀孕和人工流产史，看来连续发生胎停育致难免流产与她原来多次人工流产有关，是造成她不育的主要原因。

王女士从2004年生完孩子后，近五六年因避孕措施不力，先后怀孕过3次，均采取了人工流产终止妊娠。一年前意外妊娠做过人流手术后，开始出现月经量少，不规则，闭经 3 个月。并感到心烦意乱，脸色变暗，面部皱纹增多，出现色斑。会阴部干燥，同房时疼痛不适，一下子老了许多。她十分烦恼，吃过一些保健品，也在美容院做过“卵巢保养”，一点好转都没有。看来，想生二孩的概率可能性很小。

卵巢是女性的神秘王国，女性步入青春期，发育逐渐成熟，随着第二性征发育，皮肤光滑润泽富有弹性，身材曼妙，生儿育女，这都归功于卵巢分泌性激素。妇女怀孕后在生理上会发生一系列复杂的变化，特别在内分泌方面，如泌乳素、雌激素、孕激素增加，子宫内膜增厚，乳房增大等。人工流产后内分泌突然发生剧烈变化，以至于失去平衡。此时需要一段时间进行调整，机体才能恢复正常，才会达到怀孕前的生理状态。如果机体尚未完全恢复正常状态又发生妊娠，将可能导致内分泌紊乱。

意外妊娠发生后，人流术往往作为女性首选的终止妊娠方法。人工流产是妇女暂时的皮肉之苦，只要注意休息，营养调理，肉体的损伤还是比较容易恢复的。但是，人工流产对人体内分泌和子宫所造成的影响则是永远的，往往是难以修复的。

子宫内膜分为两层，功能层和基底层，基底层就像内膜制作工厂一样持续不断地产生功能层。而功能层在月经周期中因黏膜脱落成为月经，或在孕期成为蜕膜给予胎儿营养支持，内膜是否恢复完全取决于内膜基底层是否完好。

人工流产不同于自然分娩或自然流产，它是通过医疗器械进入宫腔，取出胚胎来终止妊娠的。反复多次人工流产造成的子宫内膜大面积创伤，引起子宫内膜炎症，组织渗出水肿，腺体萎缩破坏。严重者发生子宫腔粘连，经血排出受阻，经量逐渐稀

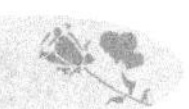

少。子宫内膜是孕育胎儿的土壤,子宫内膜变薄,失去了受精卵植入和提供营养的条件,受精卵不能着床和正常发育,即使孕囊着床了也容易胎停育、流产。因此,频繁人工流产成了当前不孕症发病率增高的重要原因。

卵巢功能的衰退是女人衰老的过程,如果反复频繁人工流产,损伤的积累定会使卵巢功能出现障碍。如果来自外界的各种侵害频繁光顾,受其影响不堪重负的卵巢就会较早发生衰退。所以提醒广大女性,不要忽视频繁人工流产对卵巢和子宫的影响,应采取安全有效的避孕方法防止意外妊娠。

怀二孩应间隔多长时间

“我去年生了一个健康的女儿,为了照看好小宝宝,我停薪留职做了全职妈妈。婆婆和丈夫都说,既然请了长假趁年轻干脆再生一个,等孩子大点婆婆帮助照看,我们也可专心工作。话说得似乎也有道理,我第一胎是剖宫产,不知道要二孩需要间隔多长时间为好。还要注意哪些问题。”这是来自一位准备生二孩妈妈的咨询。

世界卫生组织(WHO)建议,产后至再次妊娠至少应间隔24个月。因为产后半年内子宫充血、质软,子宫尚未完全恢复本来状态,再次分娩时容易发生子宫破裂和子宫收缩不良。此外,产妇在精神上、身体上以及激素平衡等各方面还没有做好再次妊娠准备,仓促妊娠对产妇和胎儿都十分有害。产后短时间怀孕在心理上和生理上对产妇都是个大的打击，而且新生儿的死亡率、早产率、低体重儿的出生率都会明显增加。

我国临床常规规定，剖宫产后再次妊娠间隔时间为两年以上。如果生育间隔时间短，有剖宫产史的产妇再次分娩时不仅发生子宫破裂的概率增加，子宫瘢痕妊娠、前置胎盘、胎盘植入的发病率也会明显增高，分娩过程中可能发生致命的大出血。危急时刻医生为了拯救患者生命，不得不切除子宫，一旦发生则遗憾终生。间隔大于两年，可避免30%的孕产妇死亡和10%的5岁以下儿童死亡；间隔26个月以上5岁以下儿童死亡率可下降25%。由此可见，剖宫产的妇女，更应该关注延长再次妊娠的时间。

产后短时间内意外怀孕，无论选择人工流产或继续妊娠，对产妇和胎儿都是十分有害的，人工流产或药物流产都是有风险的。特别是子宫瘢痕妊娠，人工流产术中，有时会发生难以控制的大出血或胚胎残留。避免产后短时间内怀孕，避孕成为最重要的事。我国剖宫产比例高，占所有分娩的40%～50%。不少第一胎剖宫产的女性面临着再次妊娠的问题，因此，剖宫产后避孕问题更为重要。

产后妇女在哺乳期间泌乳素高，雌激素受到抑制，造成卵泡不发育，不排卵，不来月经，为生理性闭经。年轻的夫妇在生了孩子后，常选择依靠哺乳期避孕是不可靠的。因为有些人泌乳素分泌不足，也有的人是半哺乳。临床上未进行完全母乳喂养的妇女，最早有产后45天怀孕的。剖宫产术后应严格避孕两年以上，再次妊娠时要做好孕前检查，妊娠早期需行B超检查以确定孕囊着床位置是否在子宫瘢痕处。一旦孕囊着床在原剖宫产

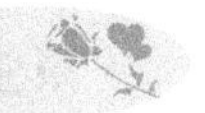

子宫切口瘢痕上，应及时入院终止妊娠，因为子宫瘢痕妊娠将有可能发生难以控制的大出血或胚胎残留。

经检查若确认妊娠部位不在切口处者可继续妊娠，但要定期产检，严密观察孕妇情况，加强孕期监测，了解胎儿宫内生长发育情况及子宫厚度。妊娠晚期彩超和 MRI 检查，进一步确定胎盘位置，了解有无胎盘植入子宫肌层深度，一旦确诊为前置胎盘或胎盘植入，应根据临床判断，辅以影像学检查结果，一定做好充分准备，选择时机终止妊娠。

大龄女性生二孩如何备孕

"我今年 39 岁，女儿都上了高中，全家人希望我再生一个，大龄女性怀孕困难吗？我应该做哪些准备"。随着国家二孩放开政策的实施，准备生二孩咨询的人多起来。

这种担心不无道理，年龄越大怀孕越难是客观规律，因为女性最佳生育年龄为 25~28 岁。这一时期女性已完全发育成熟，卵子质量最好，盆内韧带和肌肉弹性最佳，子宫收缩力强，难产发生率低。这个时期孕育者其流产、早产、死胎、畸形和痴呆儿的发生率也最低。30 岁以后女性的优质卵子数目逐渐缩减，生育能力开始下降，到了 35 岁下降就越发明显，40 岁以后的女性尽管有月经来潮，但是怀孕却成了不容易的事。据统计，小于 30 岁女性 1 年怀孕概率大于 90%；超过 30 岁 1 年的怀孕率下降至 75%；40 岁以上女性每个月经周期的受孕机会只有 1/100，显而易见,随着年龄的增长,怀孕率呈下降趋势。年龄超过35岁怀孕者即为高危妊娠,与适龄妊娠女性相比,高龄妊娠发生各种疾病的概率增加2~4倍。在临床上,也有50多岁的女性有成功怀孕的先例,婆婆和家里的媳妇同时怀孕,婆婆偷偷来流产的不乏其人,但这都是个别现象。

随着年龄增大,不仅精子和卵细胞的质量越来越差,基因变异的可能性也会随之增加。高龄女性染色体容易发生异常,子宫内环境较差,自然流产和早产发生率增加。女性年龄过大,子宫颈部、会阴及骨盆关节发生变化,分娩时不易扩张,导致产程长,分娩时间过长容易发生难产。大龄女性准备怀孕应该先做全面体检,对自己的身体做全面评价。一旦成功受孕,更应该重视产前检查。据统计,25岁女性分娩唐氏儿的风险不到1/1 000;35岁为1/365;40岁为1/85;45岁时高达1/30。高龄父亲某些常染色体显性遗传病,自闭谱系疾病,增加妻子自发性流产以及精神分裂症等的风险。如果男性大于40岁,应当进行这些可能风险的咨询,尽管这种风险很小。近年来常见的慢性病如高血压病、糖尿病、肿瘤等有年轻化的趋势,妊娠分娩会使这些疾病加重,对妊娠有直接影响。最好在慢性病得到控制后再怀孕,以避免治疗慢性病的药物对胎儿和新生儿产生不良作用和影响。由内科、内分泌科医生和妇产科医生全面评估能否怀孕。

卵巢功能减退的速度和程度个体差异很大,衡量卵巢功能状况的方法很多,大龄女性备孕时可以做卵巢功能测定,检查抗苗勒氏激素(AMH)等。AMH由卵巢早期生长卵泡的颗粒细胞分泌,与卵巢功能密切相关,是评价卵巢功能下降可靠的内分泌指标,可在月经周期中任何一天抽血检验。窦卵泡计数AFC指的是卵泡期阴道超声下检测到的直径2~9毫米的窦卵泡数量。其他常规的孕前检查如风疹病毒、巨细胞病毒、单纯疱疹病毒的抗体检查等，以及对孕育有影响的其他感染性疾病筛查，如支原体、衣原体、乙肝、性传播疾病等感染。女性检验项目比第一胎的检查只多不少，包括抗卵巢透明膜抗体、抗心磷脂抗体、抗子宫内膜抗体、宫颈抗体以及叶酸代谢障碍检测。男性检查精子质量，抗精子抗体等。

建议35岁以上的孕妇进行更全面细致的产前检查，包括彩超观察胚胎发育情况，必要时需要做针对性、选择性的检查项目，如NT检查、产前无创DNA以及羊水穿刺等，避免缺陷儿的出生。只有科学、全面、有针对性的检查，才是大龄夫妇优生"二孩"的保证。

何谓卵巢早衰

女性步入青春期，随着第二性征发育，从亭亭玉立的曼妙少女变为风姿绰约的少妇，美丽优雅，以及生儿育女都是卵巢分泌激素的功劳。卵巢又是女性最早衰老的器官，中国女性平均绝经年龄为48~50岁，实际上，女性37岁后因卵泡数量迅速下降，皮肤失去光泽，肌肉失去弹性，颜面慢慢地失去红润，经血量越来越少甚至停经，这是不可抗拒的自然规律。

如果女性40岁之前卵泡过早消耗殆尽，女性激素分泌消退，月经逐渐紊乱或停经，还伴有阵阵发热、出汗、烦躁等症状，这种卵巢提前“下岗”的现象,临床上称为卵巢早衰。主要有两大类症状,即月经的改变和雌激素缺乏,卵巢早衰不可随意诊断,要具备以下三个条件:①年龄小于 40 岁;②闭经或月经稀发超过 4 个月;③促卵泡激素(FSH)>25IU/L。目前我国卵巢早衰有年轻化趋势,1%患者青春期刚过就出现卵巢早衰的症状,造成思想负担。

近年来,关于评价卵巢衰老的诊断技术有新的进展,武汉同济医学院妇产科在国家卫计委、教育部等多项科研项目支持下,对卵巢早衰进行了系统研究。卵巢早衰诊断不仅通过彩超检查监测卵泡数目、排卵及其他一系列卵巢功能的内分泌指标等,还发现了预测卵巢功能的新指标——抗苗勒氏管激素(AMH)。AMH 在卵泡发育早期阶段由颗粒细胞产生的一种激素,反映卵巢储存能力,与卵巢功能密切相关,用来评估生育功能。该项检验指标的下降是围绝经期最早变化的生化指标,比其他激素更早反映原始卵泡池中卵泡数量,能更早期、更准确地反映卵巢功能状态。AMH 在月经周期中无周期性变化,因为水平恒定可在月经周期中任何一天检测。因此,AMH 可判断围绝经期和卵巢早衰,是评价卵巢功能下降较佳的内分泌指标。

AMH 正常值水平随着年龄变化而波动,有文献报道,血清 AMH 在 36 岁以后下降明显,41 岁以上血清 AMH 水平已经很低,之后逐渐低到不可测出。因此,血清 AMH 与传统指标相比能更早得知卵巢衰老的状况,在全国大样本多中心的研究中证实,通过简单的血液检查就能了解卵巢产生 AMH 的能力以及生殖细胞分泌的血清抑制素 B 评价卵巢储备功能。

卵巢衰老的新标准:

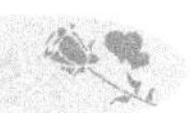

AMH:(3.27±2.49)ng/mL(纳克/毫升)(19~35岁)

(1.90±1.93)ng/mL(纳克/毫升)(36~42岁)

(0.72±1.04)ng/mL(纳克/毫升)(≥43岁)

InhibinB(抑制素B):19.67~147.62pg/mL(皮克/毫升)

卵泡发育排出卵子和各种激素分泌,不仅实现生育,而且还调节女性的生理功能,所以卵巢早衰与卵泡的数量和质量有密切关系。卵泡的数量随着年龄逐渐减少,卵子质量下降表示卵子不成熟而无法受精,或表现为过度成熟,导致卵子受精率下降。超声检查可以直接观察卵泡数量,AFC(窦卵泡计数)是在阴道超声下检测到的直径2~9毫米的窦卵泡数目。一般25岁以下的女性,超声窦卵泡数在15~20枚;25~30岁的女性,窦卵泡数在10~15枚;35~40岁多数在7~10枚;大于40岁往往少于6枚。

据调查发现,在我国卵巢早衰发病率逐年增加,有年轻化趋势,这与人工流产率增多不无关系,特别在频繁人工流产的女性中高发。

卵巢保养看似神秘,其核心其实就是保护卵泡,卵泡不能再生,最好能在卵泡开始减少时人为干预,让它消失得慢一些。研究表明:烟中所含的尼古丁可损伤卵细胞;染发剂等某些化工原料的长期接触可导致卵巢早衰;在日常生活中熬夜是卵巢功能下降的元凶。平时多吃富含维生素C、复合维生素B的食物,如蔬菜、水果、都有抗卵巢早衰的作用。2016年一项研究显示,β-隐黄素能减少卵泡自杀,有利于保护卵巢功能,推迟绝经。它是一种抗氧化因子,氧化应激反应会破坏卵巢功能,所以它有效保护了卵巢功能。哪些果蔬含有β-隐黄素比较多呢？包括柑橘、桃等。长链N多不饱和脂肪酸是人体必需的，主要存在于海产品、动物肉类和脏器，如果吃得过多，也会早早破坏卵巢功能。

代谢综合征的患者，卵巢储备功能比正常人明显降低。而肥胖往往和代谢综合征有密切的关系，不要过瘦和过胖，所以保持合适健康身体最为重要。科学合理均衡的营养，适量的体育锻炼，愉悦的心情都可以防止卵巢过早衰老。

临床上，选择性采用人工周期激素替代疗法，对改善卵巢早衰症状和性功能是有益的，但必须在医生指导下服用。中医中药通过补肾养肝等治则，以及采用盆腔治疗仪进行理疗都有利于改善症状，治疗和预防卵巢早衰。

许多惧怕卵巢早衰的女士热衷于SPA、精油推拿按摩，这些仅仅是身体的一种享受。试想卵巢位于盆腔深部，是按摩无法达到的部位。近年来有阴道内和盆腔治疗仪，兴许会有些帮助。

母子血型不合对胎儿有何影响

我接到老朋友儿子的电话，他说他爱人14天前顺产一男婴，全家都很高兴，谁知宝宝的皮肤发黄，比出院时还黄。我询问了他们夫妻俩的血型，男的是AB型，女的是O型。看来很可能是母子血型不合引起的新生儿溶血性黄疸，嘱其到医院检查，该新生儿总胆红素检验报告为291微摩/升。再次入院给予丙种

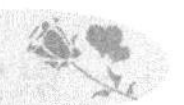

球蛋白、蓝光照射、抗感染治疗、白蛋白、保肝等治疗后痊愈出院。

血型是抗原抗体系统的遗传特征，迄今为止，共发现人有23种血型系统。其中ABO系统是大多数人所熟知的，即A型、B型、O型、AB型。根据孟德尔分离律的原理，已知双亲血型就可以推测出子女可能出现的血型和不可能出现的血型（见知识链接）。

胎儿的血型是根据父母的血型遗传物质决定的，孕妇和胎儿之间大多数血型不合者为ABO血型不合，如孕妇为O型，丈夫为A型、B型或AB型，若胎儿与父亲血型相同，在这种情况下，新生儿会出现溶血性黄疸，少数胎儿会发生流产、早产、死胎或溶血病，而且第一胎即可出现。

如母亲为O型，当胎儿的血型为父亲的A型时，胎儿与母体血型不同。当胎儿的A型红细胞通过胎盘进入O型的母体后，母体就产生抵抗A型红细胞的抗体。当这种抗体通过胎盘进入胎儿体内与胎儿的A型红细胞结合，就会攻击和破坏红细胞，造成胎儿发生溶血。由于抗体量的不同，症状可以有较大差异。轻者出生后与新生儿生理性黄疸相似，重者因红细胞破坏后大量胆红素不能被肝脏处理，经血脑屏障渗入脑细胞，引起中毒性改变，称为胆红素脑病。胆红素脑病死亡率高，幸存者会影响发育，造成智力和运动障碍。如果父母血型不合，妊娠期妇女应定期测定血型抗体效价。当孕妇血清中IgG抗A（B）效价大于或等于64时，其血型不合的胎儿即有可能发生ABO新生儿溶血病。

另一种血型系统即Rh系统。在我国99%以上Rh血型为阳性，Rh阴性血型汉族人为3‰，所以人们又称Rh阴性血型为“熊猫血”。如果孕妇为Rh阴性，胎儿为Rh阳性，易发生新生儿溶血，虽然这种溶血病发生率低，但是，一旦发生后果严重，甚至危及胎儿的生命。孕妇为 Rh 阴性，如第一个孩子是 Rh 阴性，生第二孩也没问题；如第一个孩子是 Rh 阳性，那生第二孩就有风险了。如果第二孩的血型为 Rh 阴性，也不会有危险；假若第二孩是 Rh 阳性，就有很大可能会发生胎儿红细胞溶血。所以，“熊猫血”女性生第二孩是有风险的。Rh 阴性女性，应该尽量避免多次妊娠。因为怀孕次数越多，母体致敏就会越严重，这对以后的胎儿来说，溶血的风险就会不断增加，而母体也会受到损伤。如果宝宝已经出生，则需要进行光照治疗，根据情况辅助药物，如果宝宝症状严重，还需要输血。

我国 Rh 阴性人很少见，因此 Rh 血型系统不合发生的新生儿溶血比较少见。

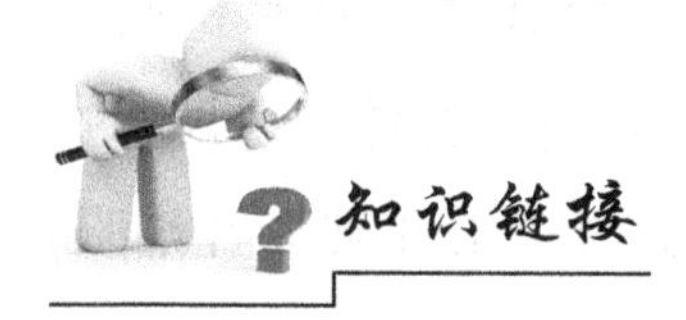

双亲和子女之间血型遗传关系

父母血型	子女中可能出现的血型	子女中不可能出现的血型
A * A	A，O	B，AB
A * O	A，O	B，AB
A * B	A，B，AB，O	—
A * AB	A，B，AB	O
B * B	B，O	A，AB
B * O	B，O	A，AB
B * AB	A，B，AB	O

续表

父母血型	子女中可能出现的血型	子女中不可能出现的血型
AB * O	A,B	AB,O
AB * AB	A,B,AB	O
O * O	O	A,B,AB

孕期怎样做超声检查

超声医学是利用人耳听不到的声波(1~15 兆赫兹)物理特性进行诊断和治疗的一门影像学科。超声波对人体无创伤、无痛苦,可以连贯地、动态地观察器官的内部结构。对人体实质性器官(肝、胆、胰、脾脏、肾、子宫、附件等)有明显诊断优势,还能结合多普勒技术在心血管和周围大血管等脏器检查中发挥诊断作用。

现在超声诊断技术已成为妇产科最重要的诊断手段之一,妇科超声检查一般包括经腹超声、经阴道超声和直肠超声。经腹超声是将超声探头放在下腹部观察子宫、附件及盆腔情况,在检查前需要被检查者憋尿到适当程度,这样才能使子宫和卵巢图像更清晰。阴道超声是在阴道超声探头上套上避孕套,将探头伸入阴道进行检查。由于探头位置更接近子宫和附件,图像更清晰,分辨率更高,检查结果更准确。而且患者不需要憋尿,对有性生活史的妇女开展经阴道超声检查,适用于妇产科疾病的诊断,如阴道彩超诊断早孕较腹部彩超可提前 5 天左右。即可在停经40天起，明确是否宫内妊娠，或发现早期的异位妊娠，及时处理，避免异位妊娠破裂造成腹腔内大出血的严重后果。孕妇在停经50天起就可以通过阴超观察到胚芽，并可看到胎心搏动。孕早期还可及时发现葡萄胎等滋养叶细胞疾病，观察子宫、卵巢等盆腔脏器的病变，以免延误病情。

孕期超声检查对优生优育、降低围产期新生儿死亡率有积极意义。如B超和普通彩超都是二维平面图像，近年来，随着计算机技术的发展，三维、四维彩超相继问世，图像分辨率更高，可以多方位观察胎儿发育，现已广泛应用于胎儿产前排畸诊断。发达国家已经达到通过彩超引导进行宫内胎儿矫正手术水平。

NT检查是指胎儿颈部的一个透明液体带检查。胎儿11周之前NT还没有完全形成，而14周之后NT便逐渐被淋巴系统吸收，变成颈部褶皱，所以彩超扫描要求孕$10 \sim 13^{+6}$周，头臀径(CRL)45~84毫米。受检孕妇务必准确计算自己的实际孕周。而且只有胎儿处于正中矢状位，脸和鼻骨均向上时NT的测量才准确。有时，孕妇做NT检查过程中往往要多次下床活动，上下楼，借以调整胎位。NT增厚超出正常，主要提示胎儿可能是21三体或18三体、13三体，或是先天性心脏病等。

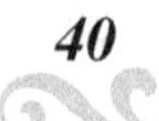

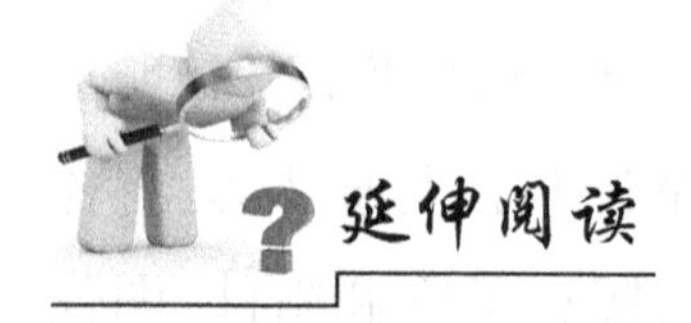

一、孕期超声检查

1. 孕早期　通过彩超确定是否宫内妊娠。如果宫腔内探查不到妊

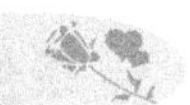

娠囊声像，而在宫腔外探查到异常包块，伴有腹痛等临床表现和检验结果，可诊断宫外孕。确定宫内孕后1周左右需再做一次彩超检查，以观察妊娠囊是否正常发育，并且可监测到胚芽与原始心脏搏动。

2. 孕早、中期(孕11~13^{+6}周)　是胎儿早期畸形筛查的重要阶段，通过彩超检查胎儿颈项透明层厚度(NT)，对后期胎儿畸形率进行评判。

3. 孕中期(孕20~24周)　是四维彩超和胎儿心脏彩超检查的最佳时间段，此时能够比较清晰地了解胎儿组织器官发育情况，从而判断胎儿是否存在畸形。

4. 孕晚期(孕36周后)　可了解胎位、胎心率、胎盘及羊水变化；有无脐带绕颈。还可以根据彩超测量数据，综合评估，估测胎儿体重，估测胎儿是否能够自然分娩。

二、超声检查甲状腺结节

甲状腺结节是位于颈部甲状腺内的肿块，可随吞咽动作上下移动。女性甲状腺结节发病率高与女性体内雌孕激素高、思想压力大有关，约为男性的4倍。随着超声技术的普及与提高，加之甲状腺位置表浅，结节容易被察觉。甲状腺结节现在已成为常见病、多发病。甲状腺结节特别是单发结节，特别是实性或囊实性结节，结节内部回声不均，或低回声、边界不清、有毛刺，特别是伴有砂粒体、钙化灶，血流丰富要警惕甲状腺癌，癌变发生率较高，引起了人们的关注。

所有甲状腺结节均应行甲状腺彩超检查，在判别结节大小、部位、引导穿刺上意义大。超声检查对甲状腺囊性病变诊断很可靠，鉴别甲状腺良、恶性的价值较小，其诊断准确性与彩超的分辨率和医生熟练程度有关。在超声引导下细针穿刺细胞学检查准确率高达70%~90%，已成为甲状腺结节良性与恶性诊断的“金标准”，是CT、核磁共振无法替代的。

甲状腺良性结节患者应抽血做甲状腺功能检查，如果促甲状腺激素(TSH)高，可经常吃些高碘食物，如海带、紫菜等海产品。甲状腺结节患者，只要甲状腺抗体阴性，则无须忌碘。若甲状腺球蛋白抗体、甲状腺微粒体抗体或甲状腺受体抗体阳性者，则应少吃海产品等高碘食物。

甲状腺癌90%为低度恶性，手术治疗效果好。甲状腺良性结节患者，3~6个月定期彩超复查，只要甲状腺没有明显增大，不影响甲状腺功能，那就不用担心。

孕妇用药要谨慎

不少药物具有一定的毒性作用，可以通过胎盘输送到胎儿和羊水中。孕妇要注意疾病的预防应尽量不用药或少用药。如果有慢性病，应在慢性疾病得到控制后再怀孕。根据病情需要用药时，尽量选择对胎儿影响小的药物。要引起孕期妇女的重视。

研究表明，有一些药物对胎儿有致畸作用，药物的致畸作用取决于药物的成分、剂量、用药途径及用药时间。据统计，有2%的胎儿器官先天性畸形与妊娠妇女早期用药有关联。一般来说，妊娠前3个月是胎儿器官发生期，胚胎正处于分化阶段，此时胚胎对各种有害因素特别敏感。特别是卵子受精后第3~8周，也就是临床上所说的孕5~10周，药物对胚胎和胎儿影响最大。

日常生活中不少人是在用药后才发现自己怀孕的，因此担心药物会对胚胎造成影响而惴惴不安。如果是在卵子受精后2周内，也就是医生所说的孕4周内（临床上计算怀孕时间是从孕

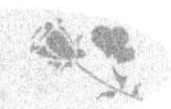

前月经来潮第1天算起的),药物对胚胎没有什么影响,如果有影响也会造成自然流产。这个时间段用药后发现怀孕了,无须担心导致宝宝发育畸形而终止妊娠。

孕妇在怀孕期间无论用药与否,都要对胎儿做系统筛查,如果有用药的经历则更应重视。如孕11~13^{+6}周测定胎儿颈后透明层厚度;孕12~22^{+6}周取母亲血液做无创DNA检查唐氏综合征筛查,以及必要时羊水穿刺DNA检查。在孕22~24周做四维彩超检查,是对胎儿畸形的最后把关筛查。

孕妇使用中药也非绝对安全,研究发现三棱、水银、巴豆、水蛭、虻虫、斑蝥等也有造成胎儿畸形和流产的问题。为了宝宝的健康,准妈妈可以了解一下常用药物的孕期安全程度分级知识,在必须使用药物治疗时,也可以有一个清晰的认识和判断。

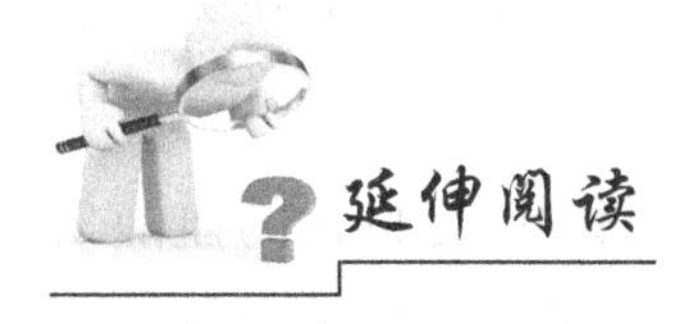

妊娠药物安全程度分五级

美国食品药品监督管理局(FDA)将药物分为5个级别:A、B、C、D和X级。其中A级对孕妇及胎儿无害;B级无危害证据;C级药物在动物实验证实有害,但尚无证据表明对人类胚胎有危害,仅在权衡孕妇情况时使用;D级药物证实对人类胚胎有害,仅在绝对必需时使用;X级药物为孕期禁用药物。

A级:适量维生素(大剂量维生素对胎儿有不良影响,孕妇使用不宜过量)。

B级:青霉素、头孢菌素类、红霉素、对乙酰氨基酚、替硝唑、地高辛、硫酸镁、胰岛素、泼尼松、泼尼松龙等。

C级:金刚烷胺、庆大霉素、达克宁、硝苯地平、拉贝洛尔、地塞米松、氯丙嗪、阿司匹林等。

D级:链霉素、硝普钠、丙硫氧嘧啶、苯妥英钠等。

X级(禁用):利巴韦林(病毒唑)、华法林、己烯雌酚、艾司唑仑等。

备孕期男方服药有禁忌吗

有一天我在门诊接到了一位男患者的电话,说自己有糖尿病,需要天天口服降糖药,现在二孩放开,打算再生一个。他知道女性怀孕时很多药有禁忌,会引起胎儿畸形,不知道在男性服药的情况下,妻子怀孕对胎儿有无影响。

胎儿在子宫内是通过脐带、胎盘与母体相连,胎儿的血液供应也是这条通道,从母体接受营养,孕育生命,许多药物也通过胎盘、脐带进入胎儿体内,也就是母亲服药就等于胎儿也在用药。如果某种药物对胎儿有害,胎儿就会受到伤害,甚至造成发育异常,出现胎儿畸形,甚至流产、早产、死产。

同时人们自然会想到另一个问题,备孕期间男性服药对胎儿有没有影响呢?在药品的说明书上几乎看不到在生育期间男性不能使用某种药物的说明,也没有任何一个国家药监部门对男性生育期用药有什么具体的规定。这说明父亲服药对后代影响不像母亲孕期服药那么大。

正常成年男性一次射精量为2~6毫升,一次射精可排出4

亿~5亿个精子。一般情况下,仅有其中的一个精子与卵子结合。射精后,一部分精子特别是不健康的精子在阴道酸性环境内会相继死亡。最后也大约有千个精子能进入子宫。接下来精子靠自己的尾巴不停地摆动向前运动,经过2万多次的摆动才能游过十几厘米长的子宫和输卵管,到达输卵管壶腹部吸附在卵子表面。还要通过拼搏较量,最后只有一个精子独占鳌头与卵子结合,一个新生命就此诞生。这个与卵子结合的精子一定是最优秀的,不健康的精子早已被淘汰,很难到达输卵管与卵子结合。

正常情况下有活动能力的精子达60%以上,畸形精子占15%~20%,但是,并不会影响生育。男性患者服药时,精子尚未形成生命。即使因男性服药造成部分精子异常,在争夺卵子的过程中,优胜者一定是佼佼者。由此可见,绝大多数药物对男性生育不会造成多大影响,这也说明男性服药对胎儿的影响不大。

烟酒对生育有害

我国烟民达3.5亿以上,说明每4个中国人就有1个烟民。每当遇上有烟酒嗜好者,特别是准备生育的夫妇,我总会耐心告诉他们,为了孩子健康和家人及周围人的健康,下决心戒烟限酒吧!

众多研究和临床调查均证明,吸烟者的精子活动力下降,精子数量较不抽烟者平均减少10%。烟草中有60多种致癌物。

吸烟时间越长、量越多、精子量越少,若每天抽烟20支以上,精子活动力下降、畸形精子率就明显增高,容易发生基因突变,影响生殖功能。孕妇吸烟对胎儿危害更大,烟中的多种毒性物质被吸进体内,导致胎儿发育迟缓,使胎儿和新生儿的死亡和先天缺陷明显增加,易造成流产、早产和死产。日本研究分析观察,妊娠妇女吸烟组比非吸烟组胎儿多指(趾)症高2倍。分娩的新生儿先天性异常发生率明显高于非吸烟组妊娠妇女。在我国主动吸烟的妇女较少,但被动吸烟的妇女却很多。据黑龙江中医大学一附院妇科研究发现,被动吸烟可使多囊卵巢综合征女性雄性激素水平显著上升,代谢综合征大幅增加,经促排卵治疗受孕后的流产率也更高。不论是主动吸烟还是被动吸烟,对胎儿的生长发育都是不利的。

我国2016年全国白酒产量为1226.2万吨,酒民达5亿,每天饮酒平均135克。据统计,男性酒精中毒者中,约有50%发生性功能障碍,若伴有肝功能障碍,性功能障碍的发病率则高达78%,其中大约有40%为阳痿,发生早泄和不射精为6%~10%。戒酒后,数月乃至数年后一半以上患者的性功能恢复正常。研究资料表明,酒精能降低雄激素的合成速度,引起患者体内雌激素含量相对增多。正常人体内的雌激素是在肝脏灭活的,如果酒精中毒导致了肝功能损害,雌激素在肝脏的灭活能力减退,男性体内的雌激素含量就会增多。因此雄激素减少和雌激素增多,是造成男性酒精中毒者性功能障碍的主要原因。

酗酒者由于体内过高的酒精含量,对男性生殖健康不仅可致功能障碍,还可造成精子损伤。早在1898年研究发现,男性酒精中毒者其精子可失去繁殖功能。妇女酗酒自然流产、死胎

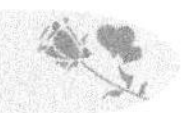

和新生儿死亡率明显增加。我国有句俗话“酒后不入室”是有道理的,酒后怀孕易引起胎儿发育迟缓、反应迟钝和智力发育障碍。长期嗜酒引起家庭矛盾纠纷者也多,会给家庭和后代造成一生的痛苦。

对于长期吸烟和大量饮酒的人,最好在戒烟减酒3个月以上再考虑生育,使这些有害物质在体内尽可能残留得越少越好。

不少烟酒嗜好者正值生育年龄,他们可能会提出一种问题,朋友中不少烟酒嗜好者不是也生出活泼可爱的孩子吗?其实,并不是每个烟酒嗜好者都一定会生出一个残疾儿童,但是,即使千万分之一出现一个残疾儿童,那也将是父母百分之百的罪过。

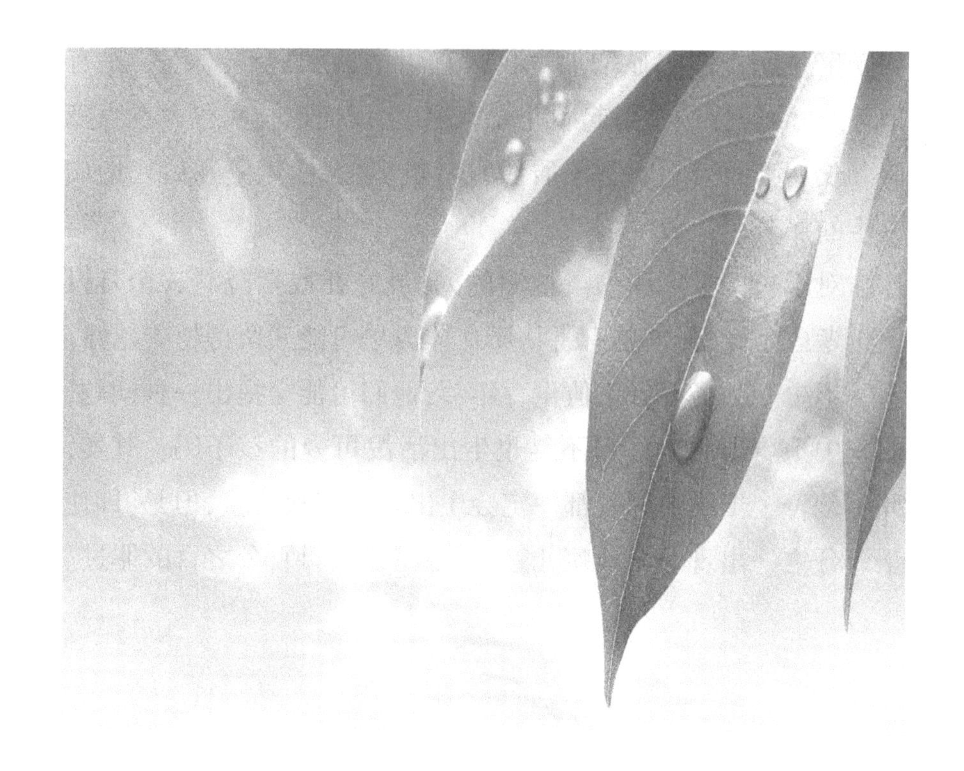

第二章　生殖相关疾病

世界上有两种人——女人和男人，女性和男性生殖健康为人们关注。临床研究已经从器官水平进入了分子水平，循症医学的进展、微创手术的进步及神经内分泌相互调控的研究，使妇科与男科疾病的预防和治疗进入了崭新阶段。妇科与男科成为一门涉及面较广、独立性较强的学科。试管婴儿的诞生，使生殖医学从必然王国走向了自由王国，现代遗传学诊断预防出生缺陷儿为生一个健康宝宝提供了保证。

学会观察白带判断阴道炎

女性外阴是人体脏器排泄通道的汇聚区，月经血及生殖道分泌物从阴道排出；尿道口排出尿液；肛门排出粪便，会阴部几个开口毗邻，是各种致病菌滋生的地方，容易造成相互感染。女性会阴部解剖特点和功能使然，几乎所有的女性一生中都会受阴道炎的侵扰。阴道杆菌使阴道上皮细胞的糖原分解产生乳酸，能抑制致病菌繁殖，使阴道有自净作用。一旦阴道菌群平衡被破坏，阴道内的酸碱度随之发生变化，可能导致致病菌的繁殖。

在女性生殖器官炎症中以阴道炎最为常见。阴道炎是由病原微生物引起的，最多见的病原微生物是假丝酵母菌（霉菌）、细菌、滴虫引起的感染。所以霉菌性阴道炎、细菌性阴道炎、滴虫性阴道炎，在临床上最为常见。

阴道炎严重时常累及外阴部，病原菌内侵引起宫颈炎、子宫炎、输卵管炎、盆腔炎。阴道炎患者的主要症状是白带增多、阴道灼热、疼痛、瘙痒、尿频等症状。由于不同类型的阴道炎因感染的病原体不同，其治疗原则和治疗方法也不尽相同。一般通过阴道分泌物涂片镜检、细菌学检查即可诊断。每种阴道炎白带性状各有特点，女性要学会细心观察自己的白带变化，对阴道炎的及时诊断和治疗是有帮助的。

常见的三类阴道炎中以外阴阴道假丝酵母菌病发病率最

高,曾称为外阴阴道念珠菌病,俗称霉菌性阴道炎,霉菌性阴道炎是由假丝酵母菌感染所致。患者白带稠厚增多,呈凝乳状或者豆腐渣状,阴唇及阴道黏膜红肿并附有白色伪膜,去除该膜后出现糜烂面或浅表溃疡,严重者小阴唇高度水肿。霉菌性阴道炎以外阴瘙痒和凝乳块状的白带为本病的特点。

细菌性阴道病,由加特纳菌和其他厌氧菌感染所致。白带增多呈灰白色或灰绿色,如面糊样黏稠状,外阴潮湿不适,有鱼腥和氨臭味。

滴虫性阴道炎由阴道毛滴虫引起,好发于集体生活的女性。患者白带增多、稀薄、呈淡黄色泡沫状,有时像肥皂水样,严重时白带可混有血液,有臭味,外阴、阴道有蚁走感,间有灼热疼痛感,阴道黏膜充血,严重者有散在的出血点,甚至宫颈有出血斑点呈草莓状外观。

阴道炎常用的检验方法一般为分泌物涂片直接显微镜检查,将阴道分泌物与少许生理盐水混合涂片,高倍镜下观察。若见滴虫、霉菌、白细胞、上皮细胞、红细胞等,即可做出诊断。此方法简便易行,是目前临床实验室中最常用的诊断方法。取阴道和宫颈分泌物,利用荧光 PCR 技术,有助于诊断淋病性、支原体、衣原体等不同致病菌感染的阴道炎、宫颈炎。对宫颈管分泌物进行生殖道支原体培养和药敏试验,用于鉴别解脲支原体和人型支原体,药敏试验可指导选择性用药。严重的阴道炎常诱发宫颈炎、影响性生活质量。如果发现白带异常,应及时就诊,防止病原菌上行感染而引起宫颈炎、宫体炎、输卵管炎、盆腔炎,贻误治疗时机,造成不孕症。

轻度阴道炎患者要注意会阴部卫生,选择使用不同成分的阴道栓剂，严重阴道炎患者可采用四联疗法：会阴擦洗+超声雾化+阴道栓剂+红外线热疗。若合并宫颈炎者，可根据病变情况综合治疗。

女人一生中任何时期都可能患阴道炎。如婴幼儿外阴发育差，不能遮盖尿道和阴道口，病原微生物容易侵入，幼儿雌激素水平低，阴道乳杆菌少，易受感染。幼女阴道炎会出现外阴红肿、阴道水样分泌物，因外阴瘙痒而坐卧不安，哭闹、挠抓外阴。幼女阴道炎可能有以下几种原因引起，如女孩穿开裆裤时坐在地上或爬着玩耍；手指接触会阴部；阴道内放入异物；或者被患阴道炎母亲传染。可选用敏感口服抗生素或将抗生素滴入阴道内，如选用 0.5%～1%乳酸溶液或 0.01%高锰酸钾液（淡粉红色）或生理盐水冲洗外阴、药物坐浴等治疗方法。

老年性阴道炎常发生于绝经期及卵巢切除术后或盆腔放射治疗后，因为雌激素不足，机体防御能力下降，绝经后阴道黏膜萎缩，阴道黏膜上皮内糖原分泌减少，pH 值上升，局部抵抗力降低，致病菌容易入侵繁殖，造成阴道菌群改变，如乳杆菌减少，易患阴道炎。老年妇女要注意保持外阴清洁，患者可根据病情需要选择少量的雌激素治疗，并使用恢复阴道正常菌群的微生态制剂，如乳酸菌阴道胶囊。

阴道炎容易复发的原因是治疗不彻底、用药不规范和传染源未切断。应根据患者病原体的不同，进行针对性按疗程治疗。避免不洁性生活，养成良好的生活习惯，袜子、内裤分别洗涤，定期消毒和暴晒，性伴侣也要同时治疗，才能彻底治愈。

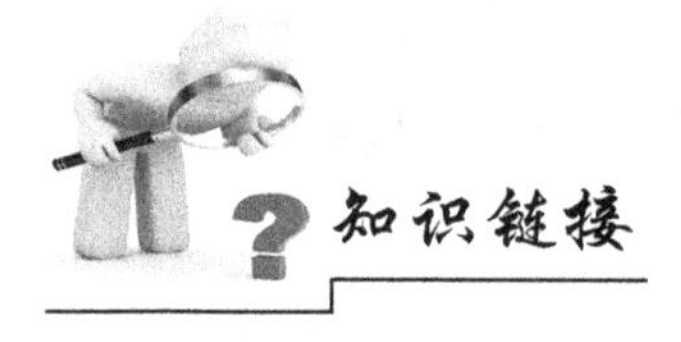

阴道炎五联检鉴别诊断阴道炎

通过检测过氧化氢、白细胞酯酶、唾液酸苷酶、β-葡萄糖醛酸苷酶、N-乙酰氨基葡萄糖苷酶及pH值等六项生化指标，辅助诊断病原微生物所致的阴道炎，如细菌性阴道、滴虫性阴道炎、霉菌性阴道炎等。

过氧化氢检测表示分泌物中有益菌如乳酸杆菌的多少，阴性提示可能有大量乳酸杆菌存在，阴道菌群正常；阳性提示阴道菌群失调，阴道环境处于病态或亚健康状态。

白细胞酯酶表示白细胞的多少，表明患者阴道内有不同程度的炎症。

唾液酸苷酶阳性表示可能感染细菌性阴道炎（BV）。

β-葡萄糖醛酸苷酶提示阴道有以需氧菌为主的感染，阴道环境处于病态或亚健康状态。

N-乙酰氨基葡萄糖苷酶阳性，若同时 pH≥4.8，提示滴虫性阴道炎；pH≤4.6，提示外阴阴道念珠菌病（霉菌性阴道炎）。

pH值：正常阴道分泌物pH值为3.8~4.5。

宫颈炎有哪些隐患和防治措施

近年来随着性传播疾病的增加，急性宫颈炎发病率增加，如滴虫、霉菌、淋球菌、单纯疱疹病毒、乳头状病毒、沙眼衣原体、生殖支原体等病原体侵入。若不及时治疗有可能转为慢性宫颈炎,出现宫颈上皮糜烂样改变,造成宫颈肥大、宫颈息肉、宫颈腺体囊肿等病变。

宫颈是子宫的大门,平时紧紧关闭着,且具有多种防御功能,如黏膜免疫、体液免疫、细胞免疫,保护子宫免受病原体的侵犯。当女性月经、性生活、分娩、流产或经宫腔手术时,宫颈口被打开,若宫颈组织受到损伤,从阴道进入的葡萄球菌、链球菌、大肠杆菌、厌氧菌等病原微生物从被破损处进入宫颈深层,引起宫颈内膜炎。

宫颈炎分为急性宫颈炎和慢性宫颈炎,宫颈发生急性炎症时,宫颈、阴道分泌物增多,白带呈黏稠脓性,外阴瘙痒及灼热感,可出现腰痛、下腹坠痛以及经间期出血或性交接触性出血。若合并尿路感染则出现尿急、尿频、尿痛。妇科检查见宫颈充血、水肿、黏膜外翻(糜烂)。可见宫颈肥大、宫颈息肉等病变,宫颈口有脓性分泌物流出,宫颈黏膜质脆,易出血。慢性宫颈炎若得不到及时治疗,长期炎症刺激可引起宫颈细胞恶变,据临床统计,宫颈炎的恶性变是无宫颈炎者的 7 倍。宫颈炎与宫颈癌发生有协同作用,宫颈炎的程度越重,病程越长,发生宫颈癌的可能性越大,所以宫颈炎患者要定期做宫颈防癌检查,做到宫颈癌早发现早治疗。

妇科数码电子阴道镜检查可将宫颈和阴道黏膜放大 10~40 倍,清楚观察宫颈血管结构及炎症程度,早期发现宫颈组织异常,特别是无症状的宫颈癌前病变。

宫颈管分泌物选择性培养和药敏检测板,如检测生殖道沙眼衣原体和解脲支原体药敏试验,指导选择治疗用药。对轻度表浅炎症或糜烂伴有分泌物增多者，选择1‰新洁尔灭会阴擦洗；或用全生态电位水浸湿的棉球擦洗；针对病原体上药；臭氧雾化；以及红外线热疗。宫颈炎急性发作期，针对病原体选择敏感的抗生素治疗，根据宫颈炎不同病变采取不同的治疗方法。

急性宫颈炎迁延呈慢性，出现宫颈糜烂样改变、宫颈肥大、宫颈息肉，应根据病情选择采用局部物理治疗，如红外线、微波、利普刀等物理治疗，安全无痛苦，创伤小、恢复快、不易复发、一次性治愈，最大程度保持了宫颈的生理功能，不影响怀孕和生育。

物理治疗前必须常规行TCT(液基薄层细胞检测系统)和HPV(人乳头瘤病毒)的筛查，以排除宫颈癌及癌前病变。TCT检查与HPV联合检查是目前国际上最先进的一种宫颈癌筛查方法。TCT发现宫颈细胞异常或HPV阳性者，选用干扰素制剂或以提高患者的免疫功能等。

宫颈息肉者行息肉摘除术，切除组织标本送病理检查，或酌情阴道镜活检取宫颈活体组织送病检，发现宫颈上皮内瘤变(CIN)、原位癌者，需行宫颈锥状或子宫切除术。

宫颈炎重在预防，讲究性卫生、杜绝婚外性行为、避免月经期性交、防止意外怀孕、减少流产和引产，经期过长者应积极治疗，并定期做妇科检查和宫颈防癌检查。对已患有输卵管炎或盆腔炎者，采取中药灌肠、热疗等，经济、安全、效果好，中西药配合治疗可保持或恢复患者的生育能力。

如何尽早诊断宫外孕

有天晚上8时接到急腹症的会诊电话，我急忙赶到急诊室，一位30多岁妇女，停经46天，阴道不规则少量出血1周，面色苍白、表情痛苦、脉搏微弱、血压40/20毫米汞柱。全腹压痛反跳痛，B超提示腹腔有液体，尿HCG试验阳性。妇科检查宫颈有举痛，阴道后穹窿穿刺，抽出不凝血5毫升。急查血常规示血红蛋白4克。诊断为宫外孕腹腔内大出血，立即急诊剖腹探查。在硬外膜麻醉下切开腹腔见大量新鲜血液和血凝块溢出。手术探查见子宫右侧输卵管有一小包块，并有活动性出血，用血管钳钳夹并切除包块和输卵管伞端止血。出血量约1 500毫升，术中输血800毫升，血压平稳后送回病房，患者术后恢复良好，住院10天出院。

宫外孕是异位妊娠的习称，是受精卵在子宫腔以外的其他部位植入发育。宫外孕的发病率达2%～3%，近年来有显著升高趋势。异位妊娠中以输卵管妊娠最为多见，占90%～95%。常因宫外孕破裂引起腹腔内大出血，危及患者生命，因此，宫外孕要及早诊断和及时治疗。

正常情况下，精子经阴道、宫颈管、子宫腔游到输卵管壶腹部。卵子从卵巢排出后，被输卵管伞端捕抓到，依靠输卵管蠕动和输卵管纤毛摆动，卵子游到输卵管壶腹部与精子相会，精子穿透卵子外膜进入卵子内即为受精卵。受精卵由单细胞分裂多个细胞,并向子宫腔边移动边分裂。经过 7 天左右时间,已变成 100 多个细胞的中空团块囊胚,植入子宫内膜,并在子宫腔内安家并形成胎盘,孕育胎儿。当输卵管炎症或输卵管周围炎症造成输卵管黏膜粘连、管腔变窄、扭曲或纤毛缺损,受精卵在输卵管内游动受阻,并在输卵管内着床,即为输卵管妊娠。其他少见或罕见的异位妊娠包括卵巢妊娠、腹腔妊娠、圆韧带妊娠、宫颈妊娠、子宫残角妊娠等比较少见。

宫外孕未破裂前一般没有明显症状,仅出现常见的早孕反应。一旦发生破裂,则出现一侧腹痛,严重者可出现剧烈腹痛、晕厥等失血性休克症状,不少患者伴有阴道少许出血。由此可见,腹痛、阴道不规则出血、晕厥是宫外孕破裂的三大症状。一旦出现上述症状,首先应想到宫外孕的可能,不可忽视,应立即到医院检查。千万不要私自吃药、打针,贻误抢救时机,酿成生命危险。

妇科医生根据临床症状,如停经、腹痛以及腹部包块、贫血、血性腹膜炎等症状。妇科检查时会出现宫颈触痛、举痛、阴道后穹窿饱满等体征。采用阴道后穹窿穿刺术,如果抽出暗红色不凝固血液,85%~95%的患者即可做出宫外孕的明确诊断。

宫外孕辅助诊断措施包括血 β-HCG 检测,异位妊娠低于宫内妊娠,但是需连续测定,当 β-HCG 值每两天增加 66%即可诊断为宫内妊娠,当 β-HCG 值低于 66%,则宫外孕或宫内发育不良可能性大。

超声检查子宫腔内无胚囊或胚芽;子宫旁可见一液性暗区,甚至其中可见胚芽;此三点是早期诊断宫外孕的可靠依据,又是早期手术的指征。早期手术切口小,手术时间短,术后并发症少。早期手术尚未发生腹腔内大出血,早期手术安全、无须大量输液输血,可减轻患者的经济负担。

有过一次宫外孕的女性,再怀孕90%能怀在宫腔内。如果术后恢复正常,术后3个月就可以再次怀孕。一旦怀孕,宫外孕的风险仍然存在,并且高于普通人群,应该尽早就诊,请医生确定胚胎着床的位置。

随着医学技术的发展,腹腔镜微创手术的进步,为宫外孕的诊断和治疗开辟了新途径。可以准确诊断,手术创伤小,术后恢复快,既避免了宫外孕大出血,又保护了患者输卵管功能,也就保留住了患者的生育功能。

什么是子宫内膜异位症

护士小王几年前做过剖宫产手术,术后每次月经来潮时都腹痛难忍,有时需要请假,影响工作和生活。经超声检查子宫大小正常,子宫左侧6厘米×7厘米囊性包块,诊断为子宫内膜异位症,不得不采取手术治疗。术中见盆腔粘连,左侧卵巢增大如拳头大小,不规则呈咖啡色囊性包块。腹腔镜下手术清除粘连的组织,清除卵巢内呈咖啡色囊性包块,术后,小王不仅解决了痛经的问题,而且第二年生了一个小宝宝。

近年来子宫内膜异位症的发病率明显增高,其发病率为10%~15%,子宫内膜异位症已成为妇科的常见病。多见于25~45岁生育年龄的女性,正常情况下子宫内膜在子宫腔内,如果子宫手术或刮宫以及不明原因，使子宫内膜组织“跑到”子宫以外的地方生长，子宫内膜组织出现在子宫体以外的部位称为子宫内膜异位症。子宫内膜可出现在盆腔内，如子宫肌层和邻近器官的腹膜，故临床又称为盆腔子宫内膜异位症。这些长错位置的子宫内膜同子宫的内膜一样，受雌孕激素的调控，发生周期性变化，在月经期间异位内膜会出血、脱落，因为出血时间久了，血蓄积在局部排不出去，日积月累就形成了含血的囊肿。变成巧克力糊一样，所以，长在卵巢上的异位子宫内膜，人们取了个有趣的名字叫“巧克力囊肿”。

如果子宫内膜侵入子宫肌层，其周围有平滑肌增生，过去称为子宫腺肌瘤，其实并无肌瘤特征，后来，被称为子宫腺肌症。其痛经、月经异常与子宫内膜异位症有许多相似之处，但腺肌症多见于经产妇，发病时年龄较大，有流产及刮宫病史，以及使用过宫缩剂的患者。

子宫内膜异位症病变广泛，症状复杂多样，继发性痛经和性交痛、月经异常和不孕是异位症的典型症状。约70%的患者有痛经，且逐渐加重。疼痛多位于下腹部及腰骶部，可能放射至阴道、会阴、肛门或大腿。腹痛从月经来潮前1~2天开始，经期第1天疼痛最剧烈，以后逐渐减轻，并持续至整个月经期，至月经干净后消失，约有25%的患者无任何症状。子宫内膜异位症患者中，大约15%~30%的患者有月经过多、经期延长、经量增多。约有1/3的患者诉说性交时小腹痛，有时十分严重，因此而惧怕同房。子宫内膜异位卵巢巧克力囊肿患者，常伴有经期发热，少数患者可出现月经期便血、尿急、尿频、血尿等症状。子宫内膜异位症患者中不孕者高达40%。巧克力囊肿还容易在月经期及其前后发生破裂或扭转，造成突发性下腹痛，很容易被误诊为阑尾炎。

目前医学尚不能准确解释异位症的真正原因，这可能是异位内膜侵犯了消化道、泌尿系或手术切口瘢痕等引起的疼痛。也可能因为剖宫产手术时，器械或纱布沾有的子宫内膜落入切口所致。应用手术和药物也很难彻底治愈异位症，因此，阻断异位症的发生是预防异位症的主要环节。主要预防措施如下：①经期不做妇科检查和治疗，如上环、上药等，足月分娩者尽量选择自然分娩，避免剖宫产。②重视性卫生和经期卫生，在经期内禁止性生活，避免经期剧烈运动，防止经期子宫强烈收缩，引起经血流入腹腔或进入子宫壁组织。③及时发现并治疗可能引起经血遗留的疾病，如先天性阴道畸形、处女膜闭锁、阴道狭窄、宫颈粘连等疾病。

子宫内膜异位症的发生机制复杂，病变广泛，形态多样，极具侵袭和复发性，子宫内膜异位症是一个神秘的谜团，充满困惑的疾病，甚至可以说它不是一个疾病，而是一组症候群，它引起的疼痛、造成的不孕等很多悬而未解的问题尚需去研究探讨。

葡萄胎是什么病

有年夏天，急诊室来了一位 30 多岁农村妇女，停经 60 天，阴道出血，面色苍白，乏力，心率 92 次/分，血压 160/90 毫米汞柱。急诊 B 超发现子宫体如 3 个月妊娠大小，未见妊娠囊，宫腔内呈蜂窝状低回声，右侧附件囊性低回声30毫米×25毫米，血HCG升高。妇科检查提示，外阴正常，经产式阴道，阴道内有大量血液溢出，宫口开大2指，有组织堵塞。触诊子宫底在耻骨联合上2指，质软，有压痛，疑为葡萄胎。因出血较多，即在输液备血条件下行清宫术，术中清出较多水泡样组织和血块，清出组织送病理检查，诊断为葡萄胎（完全性）。一周后做第二次清宫后出血停止，定期复查血HCG逐渐降为正常。

葡萄胎比较少见，人们不太熟悉，也许会有人这样猜想，是不是怀了个像葡萄一样的胎儿……葡萄胎是妊娠后胎盘绒毛滋养细胞增生、间质水肿、形成大小不一的水泡，水泡间芥蒂相连，形如葡萄串状，也称之为水泡状肿块。葡萄胎主要症状是停经后阴道出血，体检时子宫大于正常妊娠月份，血清HCG异常升高，常伴有腹痛和较严重的妊娠呕吐。它分为较多见的完全葡萄胎和较少见的部分性葡萄胎。

细胞遗传学研究表明，完全性葡萄胎染色体核型为二倍体，均来自父亲，其中90%为“46XX”。部分性葡萄胎是由看似正常的单倍体卵子和一个减数分裂缺陷的双倍体精子受精而引起的。

医学上葡萄胎的病因尚不完全清楚。常见的完全性葡萄胎，在亚洲和拉丁美洲国家发生率较高，而北美洲和欧洲国家发生率较低。我国23个省市自治区的调查表明，其发病率平均为0.78‰，其中浙江省最高为1.39‰，山西省最低为0.29‰。即使在同一种族居住的不同地域其发生率也不相同，这说明葡萄胎的发生有地域性。研究还表明葡萄胎与营养状况和社会经济因素有关，如果饮食中缺乏维生素A、胡萝卜素和动物脂肪者，则发生葡萄胎的概率显著升高。流产和不孕症也是发生葡萄胎的高危因素。

另据调查显示年龄35~40岁的妇女妊娠时完全性葡萄胎的发生率分别是年轻妇女的2倍和7.5倍。但是,年龄小于20岁女性葡萄胎的发生率也显著升高。

随着超声诊断技术的发展,很多患者在未出现典型症状前,仅有停经史或少量阴道出血时即可做出诊断。凡停经后有不规则阴道出血、腹痛、严重呕吐且出现时间较早。体格检查时发现子宫大于停经月份、质软、无胎动,根据症状、体征和血HCG升高并利用超声检查即可确诊。

葡萄胎一经确诊应及时清宫,应由经验丰富的医生操作。清宫术前一定要做全身检查,必要时对症处理,应在条件较好的手术室内和在做好备血的情况下施行。一般子宫小于妊娠12周者可以一次性刮净,若大于12周或术中一次性刮净有困难时,可于一周后行第二次刮宫。

部分性葡萄胎患者往往是在门诊做人工流产后检查胚胎组织时被发现,除有典型的绒毛组织外并在绒毛间有如葡萄状的组织,此时应引起重视。刮出物一定要送病理检查,以确认有无妊娠滋养细胞瘤。葡萄胎患者的术后随访非常重要,是因为葡萄胎患者妊娠滋养叶细胞过度增生,有可能发展为妊娠滋养细胞肿瘤如绒毛膜上皮癌。此肿瘤常侵犯子宫局部或出现远处转移,特别是50岁以上妇女,绒毛膜上皮癌局部侵犯和远处转移的概率为37%~56%,不可大意。

葡萄胎术后要根据病情进行子宫切除术或化疗。葡萄胎患者治疗后应避孕一年,定期随访时间一般为两年。避孕方法应首选避孕套,或口服避孕药,不宜选用宫内节育器,以避免子宫穿孔或出血。

乳腺增生是病吗

王女士说她3年前因双侧乳房胀痛月经前加重,经当地医院检查诊断为乳腺增生,经中西医治疗半年多也未见好转。以后又看了几家医院,有的说乳腺增生不算病,说是正常现象,有的说会癌变。乳腺增生究竟是病吗?她已结婚快两年了,准备怀孩子,乳腺增生能生育哺乳吗?

乳腺增生好发于中年女性,近半数女性有乳腺增生,与卵巢内分泌功能关系密切,常在月经来潮前乳房疼痛加重,绝经后或青少年女性比较少见。

首先需了解乳房的组织结构,一侧乳房有15~20个腺叶,通过乳腺管开口于乳头。有人将乳房的内部结构形象地比喻为一棵树,乳腺腺泡好比树叶,从细到粗的乳腺管好像树枝和树干。乳腺腺泡有分泌功能,受卵巢分泌的雌激素和孕激素支配,月经前雌激素分泌增加,腺泡的分泌也增加,乳腺管充盈增粗增大,会出现轻重不一的乳胀、乳痛,可放射至上臂内侧和腋下。月经后随着乳腺泡分泌减少,乳胀痛减轻或消失。乳腺在月经前子宫内膜增生,月经后内膜增生缓解,因此女性乳腺像子宫内膜那样,呈生理性增生和复旧的周期性过程。所以发达国家在临床上并无乳腺增生病的诊断,被称为周期性乳痛症或乳腺良性结节,可以进行临床观察,乳腺增生并不影响结婚生子。

乳腺增生者乳房肿块多为双侧,肿块生长缓慢,大小不一,质地较软。特别是绝经前乳腺增生的妇女,若出现单侧乳腺肿块迅速增大,质硬,疼痛加重,乳头分泌血性分泌物,以及有乳腺癌家族史,长期密切接触放射线者,出现导管上皮非典型增生,终末导管乳头状瘤者,应警惕肿块发生了癌变。

对于高危人群,特别是40~49岁的妇女要定期做乳腺触诊、B超检查、必要时钼靶拍片,留下诊疗档案,作为跟踪随访对照的依据。对于有乳腺增生的妇女,特别是乳房肿块和症状出现变化时,应立即做磁共振成像(MRI)检查。MRI是一种无电离辐射的影像学检查,具有很高的组织分辨率,在对乳腺病变检出方面具有极高的敏感性。

肿块穿刺活体组织检查是对乳房肿块的定性诊断,方法是用细的空心穿刺针穿刺肿块,获取组织进行病理组织学检查,十分安全,一目了然,可及时明确诊断,为手术治疗提供依据。

一般乳腺增生恶变率较低,且随着内分泌功能恢复,部分患者的症状可以逐渐缓解。理疗、多吃海产品、蘑菇、米面等含硒量高、低脂、高维生素食物,使用宽松乳罩托起乳房。

中西医结合治疗局部理疗、敷中药有改善症状的作用。中医认为乳腺增生是由于思虑伤脾、抑郁伤肝、冲任不调、气滞血瘀所致。以活血化瘀、行气止痛的中药对症治疗为主,用药时间经前1周治疗最佳。用药期限一般为1~2周,经期停用,疼痛缓解后停药。激素辅助治疗、受体拮抗剂均应慎重使用。低频脉冲综合治疗仪理疗,明显改善症状。

做好乳房护理　预防乳腺炎

母乳是婴儿最好的营养，乳房是婴儿的“厨房”。但是，几乎所有的急性乳腺炎都发生在产后哺乳的产妇身上。急性乳腺炎处理不当会造成乳房化脓性感染，一旦形成乳房脓肿，切开排脓可能会形成术后奶瘘管，必须停止哺乳，否则瘘管将不易愈合。引起急性乳腺炎最常见的原因一是乳汁淤积，二是乳头破损，致病菌乘机而入。患乳腺炎的产妇继续按需哺乳，乳房涨奶时应充分排空，同时做好乳头清洁保护工作，护理好乳房对孕产妇不是一件小事，可减少乳腺炎的发生。

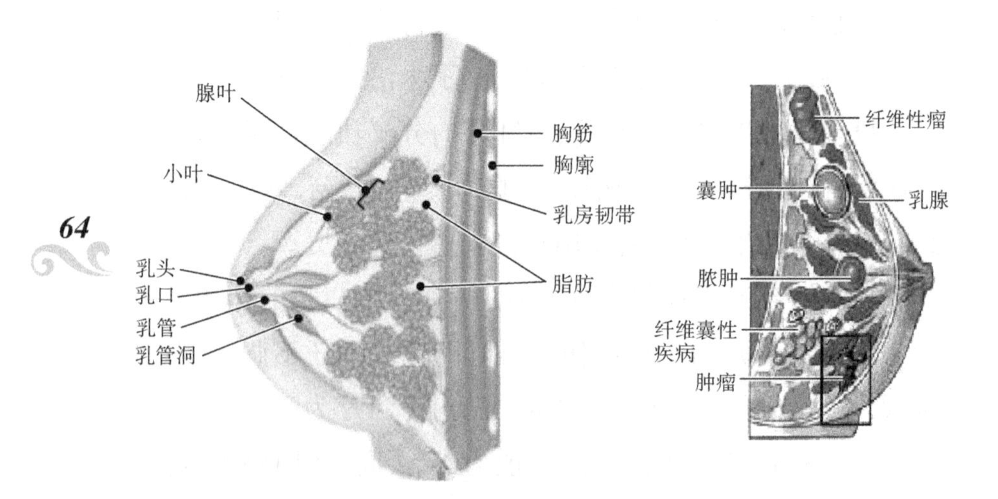

预防急性乳腺炎应从孕前抓起。有些爱美的姑娘喜欢束胸，喜欢穿戴过紧的“乳罩”，这不仅影响乳房的发育，而且容易

造成乳头凹陷。所以,女性在妊娠早期就要学会牵拉乳头的伸展训练,使凹陷的平坦的乳头隆起来,将有利于以后婴儿吮吸乳汁。乳头牵拉的方法是用一只手托住乳房,另一只手的拇指、食指和中指以乳头为中心、左右、上下、呈十字向外牵拉,1 天 2 次,每次 10~20 下,使乳头逐渐隆起为止。孕妇于妊娠 4~6 个月开始,每天用清洁的毛巾和清水擦洗乳头,并轻轻按摩以增加乳头皮肤的抵抗力,但用力要适度,莫要损伤皮肤。

为了促进乳腺发育,促进乳房血液循环,应穿戴宽松舒适的棉质乳罩、内衣,保持乳房、乳头清洁,乳罩要勤洗勤换。妊娠 28 周后坚持乳房保健操。手法包括按摩、拍打和抖动乳房。若习惯俯卧位睡姿者,最好改为侧卧位或仰卧位,以免压迫乳房。

产妇产后 30 分钟即可让新生儿吮吸乳头,哺乳前母亲先洗净双手,并用清水洗净乳头和乳晕。哺乳可促进子宫收缩和增进母子感情。母亲一只手拇指放在乳头上方,其余四指置于乳头下方,将整个乳头和大部分乳晕放入宝宝口中,以免吮吸过程中咬伤乳头。使母亲尽早建立泌乳反射,有助于尽早下奶,乳汁有杀菌保护乳房作用,哺乳前挤出少许乳汁涂在乳头和乳晕上,防止乳头皲裂。

每次哺乳应尽量让宝宝吸空一侧乳房再吮吸另一侧,以利于乳房排空,若宝宝吮吸不完,应轻轻挤出剩下的乳汁。另外,患有乳腺炎的一侧乳房,不论是乳汁潴留,非细菌感染性发炎还是轻度感染性发炎,都可继续哺乳,因为这些细菌并不危害婴儿正常的消化系统,且乳汁排空有助控制乳腺炎的发生和发展。如果乳房充盈过度,可用按摩、热敷的方法或用吸奶器排空乳汁,但不要过度挤压乳房,以免造成损伤。若发生乳腺管阻塞,出现红、肿、热、痛，要及时就医。

怎样做盆底康复治疗

我们科室护士长的母亲50多岁儿孙满堂，到了享受天伦之年，但是，常因咳嗽、打喷嚏、大笑、提重物等腹压增加时出现小便不自主溢出，这使她羞愧难当，不敢运动、上街、串亲访友。在国外漏尿被称为“社交癌症”。

人在正常情况下排尿能够受意志控制，当腹压增加时，尿液不自主地从尿道流出而发生漏尿，临床上称为压力性尿失禁。压力性尿失禁为成年妇女高发病，尤其是经产妇中较常见，比男性高出2倍。有数据显示，中国成年女性压力性尿失禁发病率约为8%，且发病率随着年龄增长而增长。随着我国进入老龄化社会，妇女绝经后压力性尿失禁发病率有明显增高趋势，成为中老年妇女的心病。

女性盆底是指封闭骨盆出口的多层肌肉和筋膜韧带及神经构成盆底支持系统。盆底肌肉犹如一张“吊网”紧紧包绕在会阴肛门处，托起尿道、膀胱、阴道、子宫、直肠等盆腔器官，从而维持其正常的解剖位置，行使其排尿、排便及维持阴道紧张度，保持性生活快感等多项生理功能。

女性在妊娠和分娩过程中势必对盆底肌肉、筋膜等组织造成不同程度的损伤，导致盆底肌肉功能障碍，并出现相应症状。轻者表现为阴道松弛、性生活不满意或小腹坠胀、尿频、便秘等不适，引起尿道、膀胱、肾脏泌尿系统的感染。重者阴道前后壁膨出、压力性尿失禁、子宫脱垂、直肠脱垂等疾病，引起性高潮缺乏等性功能障碍。

治疗压力性尿失禁，可通过盆底肌肉康复训练和盆底电刺激治疗仪来增强盆底肌肉和尿道肌肉的张力，并治疗阴道干涩、性高潮障碍，改善性功能。

1. 产后盆腔功能康复自主保健[凯格尔(Kegel)训练]　主要是指反复进行骨盆肌肉收缩和舒张训练(锻炼盆底肌肉时要注意避免大腿内侧、臀部和腹部肌肉的收缩)，即做缩紧肛门的动作，增加尿道阻力。每次收缩3~5秒后放松3~5秒，连续做10次为1组，每日做2~3组，6~8周为1个疗程，30%~40%的轻度尿失禁患者可有不同程度改善。

2. 盆腔康复器训练(阴道哑铃训练)　将阴道哑铃放入阴道内，在行走锻炼时可控制盆腔康复器，进行阴道肌力训练，使阴道哑铃在阴道内不被滑落出来。阴道哑铃可先选择较轻的适合型号，洗净后置入阴道，平躺或半卧位，双腿自然分开，利用盆底肌肉的力量收缩夹紧哑铃，保持8~10秒，迅速放松8~10秒。如此循环，15~20次为1组，每天训练2~3组为宜，组间应让阴道肌肉充分休息。先从1号阴道哑铃开始，继而由轻到重逐级训练，当站立位训练时阴道哑铃仍不脱出，或走路、下蹲、上下楼梯、咳嗽和蹦跳均能保持哑铃在阴道的位置时可以更换2号阴道哑铃，如此逐级训练至5号阴道哑铃，从而训练盆底肌肉的力量和紧缩度。阴道哑铃有许多材质制成，其中高级硅胶制品接触黏膜、皮肤时无刺激性。

3. 骨盆康复治疗仪　产后42天子宫复旧后即可开始盆底

康复治疗，通过盆底生物电刺激进行治疗。

4. 手术治疗　严重的阴道前后壁膨出或子宫脱垂者，应采用阴道前后壁修补术；若子宫脱出体外，因摩擦易引起损伤和感染，必要时应行子宫切除术。严重压力尿失禁者可采用尿道吊带术治疗。随着人民生活水平提高，妇女重体力劳动减少，目前我国Ⅲ度子宫脱垂患者已明显减少。

产后抑郁

周先生和陈女士自旅游学校毕业后，一直在海南从事导游工作，因为生活没有安定下来，不打算要孩子。光阴如梭，不觉两人都三十多岁，双方家长催、亲戚劝，都期盼早点怀孕生子。但是，两人备孕两年，肚子仍不见动静，两口子求子心切，紧张焦虑可想而知。他们的家长是我们的老病友，专门把他俩从海南接回来诊治。我们对男女双方进行了系统检查。经检查，男方是少精症，女方是多囊卵巢综合征，这两种不孕症治疗过程漫长。经治疗，前年春节过后喜从天降，终于怀孕了，他俩辞掉了海南的工作，回到郑州家中等待宝宝的出生。

多年的夙愿得以实现本应喜气洋洋，谁知陈女士产后日子过得很不顺心，常为一点小事争吵生气，焦虑不安，闷闷不乐；常出现幻觉，总说有人要抢她的孩子，经常哭闹不休，寻事找茬。这位新妈妈患了产后抑郁症，应当尽快看精神科医生。半年后我又见到了他们的母亲，得知这位新妈妈精神恢复正常，早已回海南上班了。她母亲向我谈起有关产妇患了抑郁症,抱着孩子跳楼的新闻报道时,真有点后怕。

产妇长期受不孕症困扰,引起焦虑,加之妊娠使体内激素水平变化,以及分娩引起的身体变化和家庭角色的转换,易造成心理障碍。但备孕在高度期待中,以及个体性格的差异,会表现为高度紧张、情绪紊乱,以致产后抑郁。随着激素水平急速下降,加上其特殊经历,有15%~20%的产妇会发生产后抑郁。首先表现在爱哭、易怒等情绪变化,严重抑郁者会持续到产后半年以上。孕妇不良情绪引起神经内分泌系统紊乱,通过胎盘进入胎儿体内,还会影响胎儿的身心发育。

新妈妈"坐月子"要适应这种新的生活节奏变化,也要改变不科学的"坐月子"习俗,如不能户外活动,不能看电视,连刷牙、洗澡都要限制,使产妇产生压抑感。孕妇及其家人能了解一些心理学知识,及时调整和改善自己的情绪,这样可以避免抑郁症的发生。如果出现产后严重的精神变化,要及时请精神科医生诊治,以免发生意外和不测。

产妇产后面临不愉快的生活事件,要将注意力转移到一些愉快的事情上。避免不愉快的生活事件,减少心理情绪透支,让自己心理上放个短假,如果身体允许,可以跟老公看场电影,起到放松自己和精神充电的作用。还可以找闺密好友、宣泄郁闷情绪。也可通过食物疗法,角色交换,自我鼓励,自我调整,使自己摆脱抑郁的阴影。

妊娠期糖尿病

近年来，我国慢性病如糖尿病、高血压患病率呈快速增长趋势。我国城市与农村居民的糖尿病的患病率分别达到14.3%与10.3%，目前我国进入了生育高峰期，如果妊娠前已确诊患糖尿病，称为糖尿病合并妊娠。另一种情况是妊娠前无糖尿病史，在妊娠期才出现糖尿病，临床上我们称为妊娠期糖尿病（GDM），其发病率达1%～5%。妊娠期糖尿病患者于分娩后随访，大部分患者糖耐量减退可逐渐恢复正常。经5～10年随访发现，仅30%以下患者转变为真正糖尿病。

备孕或孕早期查血糖可以排查孕前是否有糖尿病，如果空腹血糖7.0毫摩/升、糖化血红蛋白6.5%、随机血糖11毫摩/升、符合以上有一条即可诊断为孕前糖尿病。如果在孕前无糖尿病史，建议孕妇在孕24～28周做糖耐量试验。方法是测空腹血糖，口服75克葡萄糖后分别测定1小时、2小时血糖，血糖标准分别为10.0毫摩/升、8.5毫摩/升，达到或超过上述标准，均可诊断为妊娠期糖尿病。任意血糖≥11毫摩/升，需复测空腹血糖，糖化血红蛋白。

孕妇胎盘分泌的激素如胎盘泌乳素、雌激素、孕激素等有抗胰岛素的作用，使胰岛素敏感性下降，造成胰岛素相对不足，使胰岛素对血糖的稳定性作用下降。再者有些孕妇为了生一个健康宝宝，过多摄入含糖的食物，特别是那些过了早孕反应期的孕妇，口味变好，饮食不加节制，过度营养，成为妊娠期糖尿病的诱发因素。孕妇活动量减少，糖代谢能力随孕周的增加而逐步下降，孕妇血糖升高，造成糖在血中的浓度增高，脐带血液血糖也高，通过胎盘进入胎儿体内。而胰岛素不能通过胎盘，使胎儿长期处于高血糖状态，因而出现巨大胎儿（胎儿体重超过4 000克以上），造成难产或产道损伤，而且影响胎儿正常发育。所以孕期妇女既要加强营养，又要有合理的饮食结构，食量和食糖量恰当，少油腻，少食多餐，定时定量，适度运动，做好血糖筛查。

糖尿病患者怀孕，医学上称为糖尿病合并妊娠，因为患者原有的糖尿病已造成不同程度血管损害，孕妇易发生妊娠高血压、子痫、胎盘早剥、羊水过多、早产等。由于糖尿病患者白细胞有多种功能缺陷，易导致泌尿道和产道感染。糖尿病妇女在服降糖药期间妊娠，畸形胎儿发生率为6%~8%，死胎和新生儿死亡率亦高。这是因为新生儿出生后母体血糖供应中断，出现反应性低血糖和肺泡表面活性物质供应不足，发生呼吸窘迫综合征。

妊娠期糖尿病的女性分娩时间延长，容易引起宫缩乏力、出血，在分娩过程中容易出现难产、产伤。由于母亲糖尿病，孩子血糖转化能力受损，孩子出生后易出现低血糖。患糖尿病的产妇，新生儿脑细胞受到不同程度损害，严重时出现流产、早产和死胎等问题。研究发现：妊娠期糖尿病同时并发妊娠高血压的概率是普通产妇的4~5倍，而且更容易引起非常凶险的妊娠子痫。

准备怀孕的糖尿病女性患者，一定要做好糖尿病系统检查，已有严重的血管病史、肾功能减退或眼底有增生性视网膜病变的患者应避孕。许多口服降糖药都有致畸的危险，准备怀孕就停用口服降糖药，及时改用胰岛素治疗，合理运动和饮食控制，将血糖控制在满意水平。胰岛素是大分子蛋白，不通过胎盘，不必担心使用胰岛素治疗会影响胎儿，是对不能控制的糖尿病主要治疗药物。使血糖控制在空腹血糖≤5.6毫摩/升，及餐后2小时血糖≤6.7毫摩/升。妊娠37周应住院监护，多主张38周后终止妊娠。有巨大胎儿、胎盘功能不良、糖尿病病情严重、胎位异常或有其他产科指征时，应适时行剖宫产。

妊娠期高血压

近年来，高血压病发病率逐年上升，原卫生部组织的全国居民营养与健康状况调查显示，我国18岁及以上居民高血压患病率已超过18.8%，估计目前我国高血压患者已超过2亿。所谓高血压，是指在未使用降压药物情况下，收缩压≥140毫米汞柱和(或)舒张压≥90毫米汞柱。孕妇妊娠前曾有高血压病或妊娠20周前发现高血压，或者产后12周高血压仍持续存在，都可能是慢性高血压合并妊娠。

高血压病呈年轻化趋势，在生育年龄段慢性高血压患者增多，必将带来高血压合并妊娠的许多问题。妊娠期高血压需要与慢性高血压合并妊娠鉴别。妊娠期高血压其特点是女性在妊娠期发生高血压，大多数于妊娠结束后自然消退至正常，这点是妊娠期高血压与慢性高血压合并妊娠期最主要的区别。妊娠期高血压当胎盘娩出后常很快自愈、缓解，所以有的学者将妊娠期高血压有趣称谓“胎盘病”，简称妊高征。目前医学仍不能对妊高征的发病机制有准确全面的解释，妊高征可能是母体、胎盘、胎儿众多因素作用的结果。

高血压病是以动脉压升高为主要特征的血流动力学异常的疾病，包括动脉顺应性异常、糖、脂质和胰岛素代谢障碍、凝血机制异常、动脉粥样硬化、心脏左心室肥厚等临床综合征。两类高血压均存在胎盘早剥，特别是发生子痫的风险，妊娠期高血压疾病的病理变化是全身小动脉痉挛。妊高征发生子痫的概率更大，子痫发生也是妊高征的最严重阶段，是妊娠期高血压疾病所致母子死亡的最主要原因，必须立即急诊入院治疗。其治疗原则是镇静、利尿、控制抽搐，纠正缺氧和酸中毒，掌握好终止妊娠时机，常需要在 ICU 病房进行观察、治疗和抢救。

HELLP 综合征为妊娠期高血压疾病的严重并发症，主要以溶血、肝酶升高和血小板减少为主要临床表现的综合征，常危及母子生命，应引起重视和警惕。

肥胖是妊高征的危险因素，孕前即有超重和肥胖的妇女发生概率大。正常情况下，孕妇的体重平均增加 10～12 千克，建议肥胖的孕妇增重控制在 5～9 千克。孕妇自孕 12 周建立围产期保健，应按时进行产前检查，如定时测血压、体重、尿常规检查，及时发现“妊高征”的早期症状。及时观察和处理。

科学营养合理膳食对超重孕妇更为重要。中国营养学会建议孕早期热量不增加，妊娠期间每天摄入不低于 130 克碳水化合物（如 180 克水或面食，350 克薯类或鲜玉米）。妊娠中期以后增加蛋白质的供给，每天增加至 1464.4 千焦（350 千卡）。根据孕期妇女膳食指南孕中期和末期每日蛋白质摄入量应分别增加15~30克，如奶、鱼、禽、蛋、瘦肉，但是不宜增加过多脂肪。多摄入含磷脂的食物，如大豆、蛋黄、瘦肉、鱼类，特别是深海鱼类，食盐限制每天少于6克。低钙摄入人群患妊高征发生率较高，而牛奶及其乳制品是最好的钙源，每天喝500毫升的牛奶，孕妇每天需要补充1000毫克钙，至少摄入500毫克的钙，不足部分每天可补充300~600毫克钙补充剂。有抗氧化作用的维生素A、维生素E、维生素C，可以从蔬菜和水果中摄取，从大豆、瓜子、花生、核桃等中补充。柑橘类水果、猕猴桃、西红柿等也富含维生素C。通过科学合理营养，提高人的抗氧化能力是预防妊娠期高血压的措施。

凶险的羊水栓塞

前些时，北京某大医院发生了一起产妇突然死亡的事件，引起患者家属的质疑和媒体的关注，险些闹出事端。该医院迅速做出反应，尽快做了尸体解剖，死因是产妇在分娩过程中发生了羊水栓塞。权威专家在报纸上撰写了羊水栓塞是怎么一回事，让大家认识到这是个难以预测的产妇急危病症，以及现代医学的局限性，使病家释怀，从而避免了一场医疗纠纷。人们不禁会问羊水栓塞到底是个什么病变呢？

羊水栓塞是指妇女在分娩过程中或大月份引产中羊水突然进入母体血液循环，从而引起肺栓塞、休克、弥散性血管内凝血(DIC)、肾衰竭等一系列病理改变，是极其严重的分娩并发症，死亡率高达19%~86%。医者尽管做了积极的抢救措施也难以挽回患者的生命。这种情况造成家属不理解,社会舆论大,是近年来医患纠纷的焦点之一。

首先复习一下血液循环的常识。心脏通过强力的节律收缩,将带着氧气和营养物质的血液经大动脉、小动脉和毛细血管输送到全身各个器官。毛细血管壁很薄,小分子物质很容易通过毛细血管壁与细胞组织进行物质交换。将动脉血携带的氧和营养物质输送给细胞组织,进行物质交换。静脉血沿静脉系统如小静脉、大静脉流回心房,将组织代谢产生的二氧化碳带到肺,肺呼出二氧化碳,吸入氧气,进行气体交换。组织代谢产生的废物通过肾脏排出体外。心脏日夜不停地工作,血液循环才得以周而复始,维持细胞、组织、器官的新陈代谢,维持生命活动。

羊水栓塞一旦发生,进入血液循环的羊水成分堵塞了微循环,出现肺栓塞、肾功能衰竭。另外微循环发生了弥散性血管内凝血反应,消耗了大量的凝血因子,导致凝血功能紊乱,发生弥散性大出血、并造成了重要脏器如肺、肾、肝等重要器官功能衰竭。

近年来研究认为,羊水栓塞实质是过敏性休克。羊水等有形物质,为过敏原,作用于母体引起变态反应。羊水栓塞起病急骤,来势凶险,在引产、分娩过程中,一旦出现血压骤降或心搏骤停、急性缺氧如呼吸困难、发绀或呼吸停止、凝血机制障碍等不能用其他原因解释的情况,以及无法解释的突发难以控制的严重出血、渗血等突发的症状,首先考虑为羊水栓塞,应立刻进行针对性的抢救措施。

采集下腔静脉血，涂片查找羊水有形物质，胸部X线摄片，有时显示双肺轻度肺不张。床旁心脏彩色多普勒超声检查，提示右心房、右心室扩大，心肌劳损，心排出量减少。以及检验提示的凝血功能障碍（毛细血管内凝血），均可为佐证。当然，这些检查都是在抗过敏、抗休克、预防DIC、预防肾功能衰竭的抢救中进行的。

如何阻断乙肝母婴传播

农民工小周和小钱在郑州打拼了几年，结婚一年多，有了些积蓄，准备怀孕生子。最近一次体检，妻子小钱发现乙肝两对半表面抗体、e抗体、核心抗体阳性（即2、4、5阳性）。她听说乙肝会传染给孩子，神情紧张，前来咨询。我告诉她去检查一下肝功能和乙肝病毒DNA定量以及肝、脾超声检查，如果正常则可能为乙肝病毒携带者，传染性明显降低，分娩时注意阻断乙肝母婴传播途径是可以孕育生子的。

乙型肝炎是乙肝病毒感染引起的，孕妇将乙肝病毒传给子代，医学上称为“母婴传播”，即“垂直传播”。我国现有乙肝患者中1/3来源于母婴传播。乙肝表面抗原阳性的孕妇其子代有40%～50%会感染乙肝病毒。乙肝表面抗原、e抗原双阳性的孕妇，其子代乙肝病毒的感染率高达70%～90%。所以，乙肝病毒感染的女性在备孕时需要到医院进行乙肝相关的化验和辅助检查，如乙肝两对半、肝功能、乙肝病毒载量、肝脾超声等检查，肝功能正常是可以怀孕的。如果肝功能异常需要进行观察和治疗,待肝功能恢复正常再考虑怀孕。人们常用的是干扰素治疗乙肝,但是干扰素有抗生育作用,精液 DNA 碎片指数明显增加(反映精液染色体结构)。男性患者干扰素治疗后应停用 6 个月方可考虑生育,干扰素 α 也是女性妊娠期禁用的药物。

乙肝母婴传播途径最常见,是乙肝产妇在分娩过程中传染给新生儿,或通过胎盘传染给胎儿者称为“宫内传播”。如分娩时新生儿吸入含有乙肝病毒的母血、羊水和阴道分泌物等而被感染,也可能因婴儿破损的皮肤黏膜经过产道时感染,新生儿与母亲的亲密接触如吮奶等也可被传染。

最新研究表明,新生儿在出生 24 小时内接受乙肝疫苗免疫接种,在 12 小时内可使 80%以上新生儿免除母婴传播的危险。现在已经有了安全有效的乙肝疫苗。乙肝基因工程疫苗 1 支为 10 微克,按 0、1、6 方案注射三针(即出生后 4~8 小时内注射第一针,1 个月和 6 个月分别注射第二针和第三针)。2002 年乙肝疫苗被正式纳入我国计划免疫,预防效果显著。2006 年 5 岁以下儿童乙肝病毒表面抗原携带率低于 1%。2012 年以来,全国有8 000万人免于乙肝病毒的感染,乙肝病毒感染的母亲所生后代,按 0、1、6 方案注射乙肝疫苗则仅有少部分孩子被感染。

新生儿的母亲若为表面抗原及 e 抗原双阳性或者 HBV-DNA 阳性,血液中乙肝病毒的病毒载量高,新生儿出生后需在 12 小时内注射一针乙肝高效价免疫球蛋白,注射剂量为 100~200 国际单位,使新生儿出生后立即获得抗体,以清除游离的乙肝病毒。研究证明,乙肝免疫球蛋白和乙肝疫苗联合使用,对乙肝母婴垂直传播的预防效果更可靠,阻断率可达 95%左右。父母双方或一方若为乙肝病毒携带者，新生儿注射第一针乙肝疫苗时可提高剂量至30微克。

按0、1、6方案接种乙肝疫苗后，在婴儿7月龄时取血化验“乙肝两对半”，表面抗体若为阳性，证明接种成功。如果孩子的保护性抗体表面抗体较低，应再次加强补充注射乙肝疫苗10微克。

据报道，为阻断宫内感染，对感染乙肝病毒的孕妇，自怀孕28周起（或妊娠7、8、9三个月）孕妇每月注射乙肝免疫球蛋白，以降低孕妇血清内病毒载量，乙肝的宫内感染率可由14.7%下降至5.7%。剖宫产可避免产道分娩时的感染，不失为乙肝孕妇的一种选择理由。

乙肝的传播途径和方式多种多样，乙肝病毒主要存在于血液中和多种体液中，如唾液、精液、汗液、乳汁、阴道分泌物以及经血中。母婴亲密接触，如婴儿接触母亲的各种分泌物，都会被感染。对于高病毒载量，肝功能异常或服用药物的产妇，可根据个人情况选择喂养方式。对新生儿采取了正规措施后，不管孕妇是大三阳还是小三阳，都可以对孩子进行母乳喂养。生活中与乙肝患者一般的接触，如共餐、拥抱等是不会传播的。我国自推广新生儿乙肝疫苗预防接种以来，乙肝的感染率已明显下降。

包茎与包皮嵌顿

阴茎头俗称龟头，阴茎的皮肤很薄，可以移动，在阴茎前段皮肤皱成双层，覆盖在龟头上，遮盖着龟头的皮肤，称为包皮。在正常情况下，7 岁以前的孩童包皮较长，能完全包住龟头，随着青春期发育，阴茎增大、变长，包皮遮盖不住龟头，龟头便露了出来。有一部分成年人，包皮仍完全遮盖着龟头，即使在阴茎充分勃起时仍不能完全暴露出龟头，即为包皮过长。如果包皮口过小、过紧，不能向上完全翻转暴露出龟头和冠状沟即为包茎。

无论是包茎还是包皮过长，由于包皮内温度、湿度增高，脱落的上皮细胞、包皮内腺体分泌物、尘埃和尿液蒸发后的残余物，聚积在包皮里形成包皮垢。由于包皮内细菌易于生长繁殖常发生炎症感染，形成包皮和龟头粘连。在包皮过长特别是包茎的情况下，这种包皮垢很难清除。包皮垢具有致癌作用，所以，包皮过长者或包茎患者阴茎癌的发病率高。有些包茎患者，特别是儿童，由于包皮垢聚积过多，形成硬性包块，有时通过包皮皮肤可以触摸到，疑似肿瘤而产生精神紧张。其实在包皮环切术中即可清除。

有些包茎患者，包皮口过小的包茎患者，在初次性交或手淫时，一旦勉强发生包皮翻到冠状沟后，包茎不能回缩至阴茎头，在冠状沟上产生一个很紧的环，即为包皮嵌顿。严重时造成阴茎头血液循环受阻肿大疼痛，久之引起阴茎头瘀血水肿，甚至发生阴茎龟头坏死。所以发生包茎嵌顿应立即就医，进行手法复位。若复位困难应立即行嵌顿包皮切开松解，以免发生龟头缺血坏死。待水肿消退后再行包皮环切术。

男性不洁的外生殖器可诱发配偶生殖器发生炎症疾病。包皮过长与包茎容易感染 HPV，并传染给配偶。所以，包皮过长者从孩童起家长要培养孩子良好的卫生习惯，应指导他们将包皮上翻清洗包皮清除包皮垢，避免包皮垢堆积，预防包茎炎症的发生。包茎者不可勉强上翻包皮，以免包皮嵌顿。对成年已发生包茎和包皮过长者，应及早手术治疗。7岁以前儿童包皮过长者，因其阴茎尚未发育，将来不一定龟头就翻不出来，暂不需要立即手术，需经常清洗包皮保持清洁。7岁之后如果包皮仍不能回缩至冠状沟者，可择机行包皮环切术。有的包茎和包皮过长的患儿，包皮炎症粘连，尿道口小如针尖影响排尿，将来龟头也不可能翻出者，无论患者年龄大小都应及时行包皮环切术。术中分离包皮粘连，包皮垢可一并清除。

发现阴囊肿块怎么办

正常情况下，睾丸是成对的扁圆形，左右各一，与附睾一起分居于两侧阴囊内。阴囊内有睾丸、附睾、精索等重要的男性生殖器官，是男性的标志，肩负着精子的制造和输送，雄激素的分泌。神经血管丰富，感觉敏感。如果阴囊发生疼痛、坠胀，患者立即会感觉到。泌尿生殖外科临床中，以阴囊内肿块为主诉而就诊患者较多。

如果触到阴囊内肿块、有压痛，首先应想到阴囊内睾丸和附睾是否出了问题。成年男性单纯性睾丸炎患病率比较低，多由于附睾炎直接蔓延而来，所以，附睾与睾丸常同时发生感染。儿童睾丸炎比较多见，多为流行性腮腺炎引起的并发症，将来可能会导致男性不育症，常常被人们忽视。

附睾也是结核病菌感染的好发部位,有时虽然局部不是很痛,如果附睾结核一旦形成寒性脓肿、瘘管,结核性瘘管会经久不愈。附睾结核常与肾结核、输尿管结核、膀胱结核并发。所以确诊为上尿路肾、膀胱结核者,应注意检查有无附睾结核存在。同样,被确诊为附睾结核的患者,医生要注意检查有无肾结核及上尿路结核。附睾在阴囊皮下可触摸到,穿刺活体组织细胞学检查可明确诊断。

睾丸鞘膜积液是常见病,其特点是阴囊呈囊性肿大,积液量多时有坠胀感,透光试验阳性。透光试验检查方法很简单,用厚纸片卷成圆筒对着肿大的阴囊,用照明灯从睾丸对侧照射,如果阴囊显示均匀的淡红色,即为透光试验阳性,即可做出睾丸鞘膜积液的诊断。如果睾丸鞘膜积液较多,睾丸坠胀感明显,可选择睾丸鞘膜翻转手术治疗。若为交通性鞘膜积液,与腹腔相通应高位结扎鞘膜积液。1 岁以内的婴儿或老年患者暂不宜手术治疗。

如果阴囊肿块呈软性肿大,站立则增粗,躺下缩小,可能是精索静脉曲张。如果是囊状软性肿块,站立或咳嗽胀大,躺下轻按或挤压肿物消失,则可能是疝气,需要手术根治。

如果阴囊内发现实质性无明显压痛的肿块,托在手上有沉甸甸的感觉,应想到睾丸肿瘤。行细针穿刺活体组织细胞学检查就可以明确其良恶性质。睾丸肿瘤虽比较少见,但是睾丸肿瘤几乎 95%以上都是恶性的。成人以精原细胞瘤较多;儿童的睾丸肿瘤常发生在 5 岁之前,以胚胎瘤多见,精原细胞瘤则较少见。

睾丸肿瘤患者早期常无特殊症状,或仅有腹股沟或下腹部坠胀感,易被患者忽视。凡青壮年阴囊或腹股沟有肿物者,均应引起重视,因为早期手术可以使肿块连同睾丸、附睾一并切除,是个创伤性小的根治性手术。一旦肿瘤发展到了晚期转移,不仅手术难度大,而且愈后也很差。

婴幼儿如果突发睾丸疼痛、阴囊皮肤红肿、阴囊内容物肿胀,要警惕是否发生了精索睾丸扭转,应及时行睾丸和精索复位固定术。及时诊断十分重要,如果睾丸扭转 4 小时内手术复位睾丸尚有保存的希望。否则 48 小时后疼痛可能减轻,肿胀持续存在,此时睾丸、附睾已发生坏死,需切除一侧睾丸。

阴囊暴露在体外,阴囊内有重要生殖器官,极易在格斗中或体育竞技中受到外伤,形成血肿。严重者日后引起男性不育症,所以要注意加以保护。足球赛场上罚射点球时,对方后卫守门队员个个双手护会阴,就是为了防止会阴部和阴囊受伤。

非淋菌性尿道炎

非淋菌性尿道炎是一种通过性接触感染的性传播疾病,男女均可感染发病。也可以通过浴巾、内衣、手等生活密切接触传播,潜伏期一般为 1~3 周或数月。

非淋菌性尿道炎主要病原体为沙眼衣原体(占 40%~50%)和解脲支原体(占 10%~40%)。沙眼衣原体大小介于细菌和病毒之间,解脲支原体无细胞壁,其形态与细菌相似,但比细菌小。其次病原微生物有阴道毛滴虫、单纯疱疹病毒、白色念珠菌等。

非淋菌性尿道炎的典型临床表现为尿道炎的症状，如尿道刺痒、灼痛，可伴轻重不同的尿急、尿痛、尿道红肿、尿道口有黏液性分泌物等。患者长时间不排尿或晨起首次排尿时，可发现尿道分泌物结痂膜封住了尿道口，称之为“糊口”现象。有尿道刺痒，伴有或轻或重的尿痛、尿频或排尿不畅。亦有少数患者可无任何症状，由于发病缓慢，症状不典型，常常延误诊断和治疗。女性感染不仅只限于尿道，可累及泌尿生殖器官，常缺乏自觉症状或症状轻而被忽视。主要临床表现为白带较多，为脓性或黏液性、有臭味、阴道少量出血，或尿频、尿急、尿痛或下腹部疼痛等症状。

男性非淋球菌性尿道炎与淋病相比症状较轻，有些患者非淋病性与淋病性尿道炎可同时存在。其表现为淋球菌感染，治愈后患者仍留有尿道炎症状，就应想到混合性感染的可能。

其他一些微生物，如阴道毛滴虫、单纯疱疹病毒、人乳头瘤病毒、生殖道支原体、白色念珠菌等致病微生物也可引起非淋菌性尿道炎，占10%~20%。

一般情况下，男性非淋菌性尿道炎患者的症状较女性明显。但是由于许多非淋菌性尿道炎患者在感染初期，症状并不典型，甚至无症状，因此很难引起患者的重视或被漏诊。非淋菌性尿道炎若不及时诊断治疗，男性可以引起附睾炎、睾丸炎、前列腺炎、精索精囊炎等。孕妇感染后经生殖道上行扩散引起宫内感染，或经胎盘垂直传播，在分娩过程中，也可经感染的产道传染给新生儿。长期慢性炎症刺激可造成输精管管腔增厚、狭窄，导致男性不育症；女性可能引起宫颈炎、盆腔炎、输卵管炎、月经异常、异位妊娠、流产，造成女性不孕症等。患非淋病性尿道炎的妇女在治愈前不应妊娠或分娩,以免感染新生儿。

经过正规的治疗本病是完全可以治愈的。人型支原体及解脲支原体对多种抗生素敏感有效,如四环素类、大环内酯类以及喹诺酮类药物。支原体、衣原体感染者首选阿奇霉素。其他病原菌感染者,根据不同的病原菌选择针对性的药物规范治疗。

肛诊前列腺炎"一指定音"

张某,男,45岁,发热3天,体温38.5℃左右,乏力、多汗,自以为是感冒,口服感冒灵、板蓝根冲剂等未见好转。伴下腹胀痛,排尿时会阴及尿道不适、尿频、尿急,来泌尿外科就诊。

经询问,患者一周前驾车从云南返回郑州,一路上没有休息,感到很疲劳。回郑州5天后开始发热,自行服药治疗无效反而加重。尿沉渣涂片镜检,白细胞(+),考虑急性前列腺炎的可能。肛诊检查见前列腺肿胀饱满、有触痛而停止按摩。检查前列腺指检后尿沉渣涂片检查,见白细胞(+++)、红细胞(+)。前列腺液做常规检查,见白细胞(+++)、红细胞少许、卵磷脂小体(+)。前列腺液细菌培养结果为解脲支原体阳性,药敏试验左氧氟沙星敏感。静脉滴注左氧氟沙星每天3克,4天后体温逐渐恢复正常,上述症状明显好转。继续治疗3天,泌尿系症状也随之消失,体力恢复。半月后复查尿常规、前列腺液常规恢复正常,前列腺液支原体培养阴性。

前列腺是男性最大的附属性腺,有30~50支分泌管腺体及腺导管,外观像栗子,由前、左、右、中、后五叶组成。前列腺位于膀胱与尿道连接部,尿道从前列腺中间穿过,精囊腺、前列腺导管共同组成的两支射精管会合于精阜,开口于后尿道,精子和精浆组成的精液从这里排出。前列腺排泌管行走曲折,路径长,但射精管口细小,是前列腺解剖特点,前列腺液排泄不畅,易导致病菌繁殖。

急性前列腺炎的发病诱因如久坐、房事过度、不洁性生活史使感染扩散。该患者长途驾驶,会阴部温度高、散热差、疲劳、免疫力下降,引发急性前列腺炎。

前列腺炎临床上并不少见,因症状不典型常被疏忽。肛门指诊是前列腺炎必要检查手段。但是,由于人们对肛门指诊不理解,不接受,有些医生解释不到位,肛门指诊不能开展。殊不知,肛诊这个简单的物理学检查是任何先进仪器,如彩超、X 线、磁共振所不能替代的,因此,肛门指检诊断前列腺疾病是必不可少的。肛诊还是早期发现直肠癌、息肉、痔疮的重要检查手段。

需要提及的是,急性前列腺炎肛诊,按摩前列腺的动作要轻柔。若发现前列腺肿胀、明显疼痛时应停止按摩;否则,不当按摩会引起前列腺炎症扩散,造成菌血症。此时,特别要关注前列腺按摩前后尿液沉渣镜检结果的对比。如果按摩后尿沉渣涂片白细胞数量较按摩前明显增加,即说明前列腺有炎症感染。绝不可粗暴按摩,不是非要按出前列腺液才能做出诊断。

前列腺增生症——男性的困惑

工程师出身的李先生，已经是70多岁，近两年夜尿增多、尿线变细、排尿不畅、尿频、尿急，经前列腺彩超及肛门指诊检查，诊断为前列腺增生症。曾用保列治和哈乐治疗了1个月，排尿问题有明显好转，外出旅游无虞。几天前夜晚因尿潴留急诊，他是从广播听到有种保健品可以根治前列腺肥大，他为寻求根治放弃了原来的治疗方案，改服保健品。但事与愿违，一周前急性尿潴留急诊入院，当时因为上导尿管困难，不得不行膀胱造瘘手术，解决排尿燃眉之急。

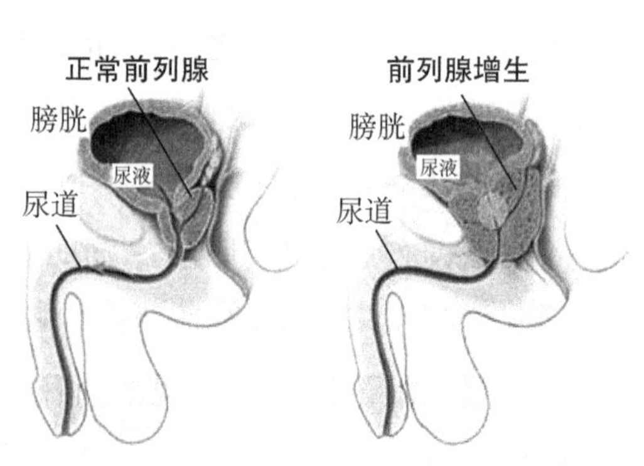

良性前列腺增生症俗称前列腺肥大，是50岁以上男性的一种常见病。正常人的前列腺体积栗子大小，大约每年增长0.6毫升，到50岁时，将近一半男性已患有前列腺增生症。由于尿道从前列腺中间穿过，增生的前列腺压迫尿道，造成排尿困难。前列腺增生症，最早出现的症状是排尿次数增多，尤其是夜间尿增多，逐渐出现尿无力、尿等待、尿线变细、排尿困难、排尿时需腹部用力甚至尿不出来。若出现急性尿潴留，需要到医院看急诊，插导尿管排尿，甚至需要急诊膀胱造瘘手术治疗。

良性前列腺增生症的诊断并不复杂，通过询问病史、经直肠前列腺指诊、B超和前列腺特异抗原（PSA）检查即可以初步诊断。肛门指诊往往不被患者接受。殊不知肛门指诊可以直接触摸到前列腺，这是一项最直接、简捷、经济的检查项目，应纳入中老年人常规健康体检项目，对前列腺增生尤其是前列腺癌诊断有十分重要的意义。

前列腺增生药物治疗比较常用的药物是α受体阻滞剂，如特拉唑嗪（马沙尼、高特灵等）、坦索罗辛（哈乐、齐索等）、多沙唑嗪（桑塔）等。主要作用是松弛膀胱颈部括约肌并加强膀胱的收缩力，因此对缓解小便次数增多、小便费力、特别对尿频等症状的改善，可起到明显的效果。这类药物一般是每天1次，每次1粒，主要副作用是体位性低血压，所以睡觉前或休息时服用。要注意观察血压的变化，防止直立性低血压意外的发生。

另一类比较常见药物是5α-还原酶抑制剂，主要有非那雄胺（保列治、蓝乐）爱普列特等。这些药物有缩小前列腺的作用，主要适用于前列腺体积比较大的患者，但起效相对较慢，可能需要6个月以上。用法是非那雄胺每天1次，每次一粒，爱普列特每天2次，主要副作用是性功能减退等。值得注意的是，这类药物有降低血前列腺特异抗原的作用，可能会掩盖前列腺癌的早期表现。还有一类药物是植物花粉类制剂，如舍尼通、前列康、尿塞通等，通过影响内分泌代谢来达到抗炎、抗水肿的作用，这类药物作用平和，相对副作用较小，服用较为安全，但疗效不如上述两类药物。

中医在前列腺增生症的治疗上也有着独到之处，采用中药水煎剂坐浴对老年患者的前列腺增生也有较好的疗效。具体方法如下：取金银花、苦参、大黄、丝瓜络、菊花等，水煎20分钟。40℃左右时坐浴30分钟，每天2次，30天为1个疗程，间隔5天再行第2个疗程，一般需连续治疗3个疗程。另外，中药保留灌肠效果好，无毒副作用。

前列腺增生症在排除了前列腺癌等病之后，药物治疗是首选的治疗方法。其他治疗方法如经尿道的前列腺电切、电气化、腔内热疗、激光、前列腺支架、气囊扩张等治疗方法。经膀胱的前列腺切除术和经会阴前列腺切除术等传统手术疗法，应由医生根据不同病情加以选择。

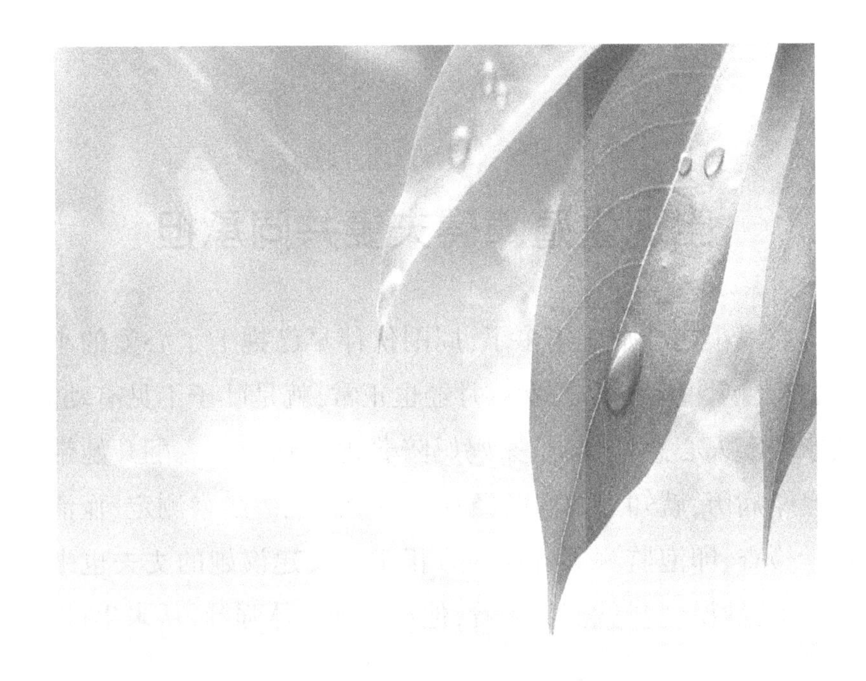

第三章　不孕症防治

年轻的伴侣，未来的父母，当你们结合在一起，也许有过种种美好的憧憬，诸如和谐、幸福、美好乃至共同的抱负、理想。但是最为盼望的一定是能生一个健康活泼的孩子，没有什么比做母亲和父亲更让人满足和自豪的。

如果婚后多年不孕，受不孕症的困扰，从此踏上漫漫求医路而四处奔波，往往会花费大量的时间和金钱却一无所获而身心疲惫，使不孕症患者承受巨大的心理压力和精神痛苦。

通过科学的指导，选择最合理和有效的治疗方法，使不孕症患者走出误区，梦想成真，早日实现自己当爸爸妈妈的愿望，那将是人生的最大幸事。

出现生殖障碍夫妻共同承担

农民小胡结婚3年多了,周围伙伴早已抱上了心爱的小宝宝,夫妻俩性生活正常,女方月经也正常,就是肚子不见有动静,婆家娘家人心急如焚,娘家妈妈陪着她来到门诊。翻开她带来的厚厚病历,就知道她们已经看过不少医院。激素测定、血清免疫学检查、卵泡监测等各项检查正常。我建议她的丈夫也来检查一下,她说:“早就催他来看,他却说他身体强壮,从未生过病,不是他的问题。”后来,在我说服下,她的丈夫进行了精液常规和抗精子抗体各项优生检查,诊断为少弱精症和抗精子抗体阳性。经3个月的中西医结合治疗,最后妻子怀孕,阖家欢喜。

不孕不育包括不孕症和不育症,成年男女同居一处,并有正常性生活1~2年,在没有采用任何避孕措施的情况下,仍没有怀孕称不孕不育症。不孕不育的原因可能在女方、男方或男女双方,因女性原因导致的通常称不孕症。有些妇女虽能受孕,但因种种原因导致胎停育流产,而不能获得存活婴儿的称为不育症。因男性原因导致配偶不孕者,习惯称男性不育症。

现在男女不孕不育的发病率呈大幅上升趋势,男女不孕不育的原因有很多,如生殖系统感染等疾病因素;个人心理因素;环境和工业毒物增加污染等。此外,长期处于高强度辐射下,严重损害生精细胞,导致精子数量和质量下降,均影响男女双方的生殖系统,造成不孕不育。引起男性不育一般有六大类原因:一是性交或射精功能障碍，如勃起功能障碍、逆行射精或不射精。二是全身性因素引起的不育，如大量吸烟、嗜酒、药物滥用、近期发热及其他全身性疾病等。三是先天性异常所致的不育，主要有染色体核型异常、精囊及输精管先天不发育引起的无精子症及睾丸下降异常等。四是睾丸附睾等炎症和损伤。五是男性附属性腺感染，如前列腺炎、精囊炎等。六是内分泌原因、免疫学因素、精索静脉曲张所致的不育。另有10%左右的不孕症患者找不到明确的病因，称之为特发性不育或不明原因不育。

引起女性不孕不育的有四大类原因：一是生殖器官先天性发育异常或后天性生殖器官病变，造成外阴、阴道、子宫至输卵管的生殖通道不通畅和功能障碍，妨碍精子与卵子相遇导致不孕。二是排卵功能障碍，如月经周期中无排卵，或虽然有排卵，但排卵后黄体功能不全。三是免疫学因素导致不孕或不育，系指女性生殖道或血清中存在有抗精子抗体，引起精子凝集、丧失活力或死亡。此外，部分不孕妇女的血清中存在有对自身卵子透明带抗体样物质，可阻碍精子穿透卵子受精而引起不孕。四是性生活不协调、性知识缺乏、全身系统性疾病及不明原因等引起的不孕不育。

在孕育这个复杂的生理过程中任何一个环节出现障碍就会引起不孕。生育是男女双方的事，任何一方有问题都会引起生殖功能障碍，所以不孕不育、优生优育要求男女双方进行检查或治疗。婚后正常性生活一年没有怀孕就应当引起重视，需及时到医院检查不孕不育原因。许多男性往往不愿接受自己可能存在生殖功能缺陷的事实。他们总认为自己性功能正常，不能生育一定是女方责任，这样的观点是不正确的。

不孕夫妇中，女方因素占 40%～55%，男方因素占 25%～40%，男女双方因素占 20%～30%，免疫和不明原因占 10%。造成不孕不育的原因复杂，要树立正确的观念。认为不怀孕一定是妻子的问题、治女不治男、先治女后治男，如此治疗费时、费力、费钱，而且影响了治疗效果。事实上，近年来男性不育导致不孕不育的发病率呈上升趋势，而夫妻同诊同治可缩短疗程，提高怀孕概率，让治疗不孕不育少走弯路，尽量节约患者的时间和金钱。

输卵管不通是女性不孕最常见的原因

李某，女，30 岁，4 年前因怀孕 40 多天外出旅游，不慎发生流产，在外地做了清宫手术，至今已 4 年未孕，经中西医治疗仍未怀孕。患者于 2015 年 1 月门诊就诊，经孕前检查，衣原体 IgM 阳性，经口服左氧氟沙星治疗 10 天，行输卵管通液检查，发现输卵管通而不畅并宫腔部分粘连，经子宫扩容治疗后第 3 个月怀孕，于 2016 年 12 月 2 日顺产一男婴。

输卵管病变所引起的不孕症是女性不孕的最重要原因，占女性不孕的 20%～30%。最常见的是输卵管炎症感染如流产、分娩、不洁性交、性传播性疾病、结核病、放置宫内节育器、腹部手术后的盆腔感染或粘连等造成的输卵管阻塞。

有的不孕症患者输卵管管腔虽然通畅，但输卵管内膜炎症感染导致输卵管管壁僵硬、扭曲，与其周围组织粘连，输卵管内膜的纤毛运动及管壁蠕动功能丧失，使精子与卵子不能相遇。此外，子宫内膜异位症引起输卵管粘连或瘢痕挛缩，输卵管蠕动受到限制，影响输卵管伞端捡拾卵子的功能和运输受精卵的功能，影响精卵结合造成不孕。另外，尚有少见的先天性输卵管发育不全，影响输卵管运送精子，或因输卵管狭窄受精卵运送不顺畅而发生宫外孕如输卵管妊娠。

输卵管通畅检查包括输卵管通液术、子宫输卵管造影术，宫腔镜下输卵管通液或插管检查。输卵管通气术准确率低，有发生气栓的潜在风险，临床上现已放弃使用。

输卵管通液术是经通液导管向宫腔内注射液体，观察和感觉有无阻力或有无回流，以及注入液体量和患者的感觉等判断输卵管是否通畅。在通液中加入必要的消炎和防粘连的药物，所以通液术还有治疗输卵管炎症作用，临床上不少输卵管通而不畅的妇女经通液后自然怀孕。通液术操作简便，副作用少，广泛用于基层医疗单位，但是，输卵管检查不能对梗阻部位进行定位诊断。

子宫输卵管造影术是通过导管向子宫及输卵管内注入造影剂，造影剂有水剂和油剂，经 X 线下透视或拍片，根据造影剂在子宫和输卵管及盆腔显影情况，判断子宫腔状况，如子宫位置、大小、形态、有无畸形；了解输卵管是否通畅，显示梗阻部位，以及观察输卵管蠕动情况。造影剂可通过输卵管伞端进入盆腔。

科技的进步，内镜检查已广泛用于临床各个学科，妇科内镜为输卵管通畅检查提供了新方法，如宫腔镜下经输卵管插管通液试验和腹腔镜联合检查，且可分离粘连。直视下输卵管通液检查准确性更高，但是与操作者的经验和熟练程度有很大关系，不宜作为常规检查项目。目前输卵管通液术和造影术仍为基层医疗机构输卵管性不孕症检查的首选。

针对输卵管慢性炎症引起的输卵管不通或通而不畅,采用口服活血化瘀的中药,保留中药灌肠,同时配合下腹部热疗,盆腔治疗仪治疗效果良好。必要时采用妇科诊断治疗仪对部分粘连的子宫腔或小子宫进行扩容,同时利用输卵管通液技术检查并治疗,疏通输卵管。术后服用中药益肾通络、活血调经,配合中药灌肠热疗和盆腔治疗仪、超声低频治疗仪等综合治疗,以保持输卵管通畅,恢复输卵管拾卵和运送受精卵的功能。

少、弱精症

蒙蒙的父亲两年前在开封农村老家给儿子置办了婚事。小两口很懂事,婚后就出来打工,过自食其力的生活,通过他们自己的努力,开了个小店铺,当上了小老板,小日子是越来越好。已到了生儿育女的年龄,但是过去两年多了,妻子仍未怀孕。

经询问,男方既往无烟酒嗜好,也未得过腮腺炎,未吃过棉籽油。体检见阴茎阴毛呈成年男性,双侧睾丸正常大小,质韧无压痛,双侧附睾、输精管、精索无异常。精液分析检查精液量 2 毫升、40 分钟液化、pH 值 7.4、精子密度 6.88×10^6/毫升,a 级 2.67%;b 级 6.00%;c 级 55.33%;d 级 36.00%,性激素六项均在正常范围,男女双方抗精子抗体阴性,诊断为弱精症。遂给予口服生精中成药、维生素 E、葡萄糖酸锌片、叶酸片。2 个月后复

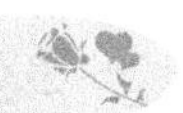

查精液常规显示精子密度及活力有所提高，但仍未达标。后经中医中药辨证施治，待患者第三次复诊时，精液分析各项指标已接近正常。1个月后电话随访，知其妻子已怀孕。

根据世界卫生组织（WHO）标准，正常精子密度大于20×10^6/毫升，若低于20×10^6/毫升则为少精症。精子活力分a、b、c、d四级。a级：快速向前运动；b级：呆滞向前运动；c级：非向前运动；d级：极慢或不动的精子。正常标准为正常排精后30~60分钟存活精子应在60%以上；a级精子在25%以上，b级精子在25%以上，形态正常精子在70%以上。弱精症是精子活动力弱的俗称，若精子检验低于上述参数，可视为弱精子症。

人类精液的精子密度已由1940年的每毫升1.13亿个下降到1990年0.66亿个。男子繁衍后代的能力和生育能力在逐渐减弱，在我国，有关专家调查显示，1981~1996年，正常成年男性中精子数量下降达20%，精子活力、正常形态精子百分比及精液量均下降10%左右。

正常精子具有向前运动能力，附性腺分泌的各种活性物质的作用下，精子通过附睾时可进一步获得能量。以维持其继续活泼向前的运动能力。精子数目减少或精子畸形率高、活率低、活力差，应首先考虑生殖系统感染，如睾丸炎所致睾丸萎缩、附睾炎、精囊炎、前列腺炎等。生殖系统感染可使精液的化学成分发生变化，使精子密度降低。也可使附睾及输精管、射精管部分阻塞。另外，精索静脉曲张、放射性损伤、化学毒品、药物伤害、先天性遗传性疾病、内分泌疾患导致睾丸生精功能障碍，结合病史及体检大部分患者可做出诊断。

精液常规检查是男性不育必查项目，常规的精液检查应包括精液外观、黏稠度、精液量、液化时间、pH 值、精子计数、精子活力、精子活率及精子形态等。通过检查了解精液的质量,是男性生育能力评估和不育症防治的重要依据。但是人类生育受很多因素影响,精子由睾丸产生,由附睾收集,经输精管到精囊,致精液质量的波动性较大,因此,精液检查至少两次以上。受检者应在 5 天内避免性交、饮酒、手淫。收集 1 次排出的全部精液,盛于干燥洁净的玻璃或透明塑料器皿内,标明采精时间,保持 25~35℃或置于贴身衣袋 30 分钟内送检。如果手淫取精不成功,也可同房取精,要求将精液直接射入器皿中送检,不可用避孕套收集和存放。精液由精浆和精子组成,其中精浆约 60% 由精囊腺分泌,30%由前列腺分泌,3%来自尿道球腺,7%为附睾、输精管液。

正常精液外观大多数为灰白色或乳白色;一次射精量 2~6 毫升,平均 3.5 毫升;pH 值为 7.2~7.8;液化时间不超过 60 分钟;精液中白细胞每高倍视野少于 10 个。如果精液呈棕红色或带血,或呈稠厚的黄绿色,精液量少,pH 值异常,精液中白细胞增多,液化时间异常等,其局部病因以精囊炎、前列腺炎最多见,也可能由全身性疾病如血液系统疾病引起。前列腺、精囊感染可造成精液生成减少、酸碱度发生改变、液化因子功能低下等。必要时应进一步做精液包括支原体和衣原体等病原微生物等检验,以明确诊断,正确治疗。

引起精液量少有下列原因,如精囊、前列腺的分泌减少,促性腺激素或雄激素缺乏,射精管闭锁或狭窄,尿道憩室致精液潴留于憩室内或尿道近端,逆行性射精等原因。精液量过多,精子密度降低,其原因多见于长期禁欲,或附属性腺分泌过多,如慢

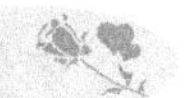

性前列腺炎或精囊炎等。

对于精液检查结果要结合病史和体检,必要时辅以精液生化、内分泌激素测定、免疫学检查、染色体分析等有助于男性不育的诊断。

免疫性不孕不育是咋回事

早在20世纪60年代曾结识过一对夫妇,夫妻俩感情甚好,但从未生育,夫妇曾多次到各大医院检查,也毫无结果。因为没有孩子,缺乏家庭乐趣,久而久之,双方失去了信心。男方是独生子,迫于家庭及社会压力,他俩只好分手,各自都组建了新的家庭。谁知两年后,各自生了自己的孩子。

男女双方由于免疫系统障碍,在血清或女性宫颈黏液中发现有抗精子抗体而造成的不孕,临床上称为免疫性不孕症,为不孕症的5%~10%。当时医疗水平对免疫性不孕还缺乏认识,没有诊断的检验方法,现在看来这对夫妇不明原因的不孕,很可能是免疫因素引起的。现代医学认为,免疫功能是免疫系统识别“自己”并排斥“异己”的生理功能。如果识别功能出现问题,将自身正常的细胞当作衰老或受伤的细胞被攻击,即会引起自身免疫性疾病,如免疫性不孕等。免疫细胞包括有T淋巴细胞和B淋巴细胞,这些免疫活性细胞在抗原的刺激下,会产生特异性抗体,现在这些特异性抗体可以被检验出来,作为诊断免疫性疾病的依据已被广泛用于临床。

女性一生中生育期约30年,若每周性交3次,每次接纳1亿个精子,生殖道接纳精子总数可高达5 000亿个。但由于人体完善的免疫系统存在,虽反复接触精子,并不会发生免疫性不孕。当生殖道在受损伤、炎症、放射、药物等因素作用下,可使体内产生自身免疫反应。女性体内若产生抗精子抗体,可吞噬进入生殖道内的精子,阻碍精子附着和穿透,影响受精卵形成和着床。性交试验检查发现,精子在宫颈黏液中不能向前运动,只能原地打转、不动、死亡,从而造成不孕。

男性可因睾丸或附睾损伤、手术、炎症、梗阻等原因,破坏了输精管、附属性腺、前列腺、血睾屏障,或精子从生殖管道内漏出进入周围组织,接触自身的免疫系统,则有可能产生抗精子抗体。由此可见,男性泌尿生殖系统感染可能产生抗精子抗体。这种抗体对精子具有凝集和杀伤作用,导致少精、死精、精子活力低下,引起男性不育。抗精子抗体为男性生殖能力的自身杀手,已成为男子和女子不孕不育的重要原因之一。

西医用西药消除抗体的方法主要采取精液体外处理技术,或长疗程服用免疫抑制剂激素(如强的松),剂量大、副作用多。中药方剂由黄芪、当归、太子参、淫羊藿、野菊花、知母等13味中药组成,补肾、活血、清热、解毒,1个月为1个疗程,抗体即可转阴。中西医联合治疗,减少了激素用量,从而减轻激素药物的副作用。治疗免疫性不孕还可采用避孕套隔离精子,避免精子与女性生殖道接触,抗精子抗体消失后,选择排卵期同房,妊娠率可提高50%左右。

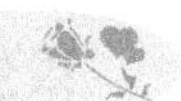

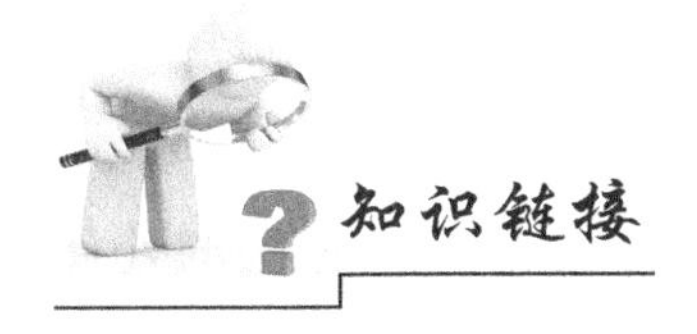

备孕免疫学检验

抗精子抗体：女性产生抗精子抗体后，影响精子活力，可使精子灭活，阻止精子在输卵管中的运行。5%～9%男性不育者体内存在抗精子抗体，男性产生抗精子抗体亦可影响精子活率及活力。

抗子宫内膜抗体：女性产生抗子宫内膜抗体后可引起子宫内膜免疫性病理损伤，干扰和妨碍受精卵的着床和胚囊的发育，从而导致不孕、胎停育和流产。

抗心磷脂抗体：女性产生抗心磷脂抗体后，可增强血小板凝集功能，形成血栓，妊娠时易发生流产和胎儿发育迟缓。

抗卵巢抗体：女性产生抗卵巢抗体，可影响卵巢和卵泡的发育和功能，导致卵巢早衰、经期不规律、卵泡发育不良，甚至不排卵导致不孕。

抗透明带抗体：抗透明带抗体可抵抗精子顶体酶对透明带的溶解作用，使精子无法与卵子结合。如已受精，则导致胚胎被封固在透明带内不能着床。

泌尿生殖系统感染影响受孕

小红有洁癖，自从结婚有了性生活，注意力集中在会阴部，总认为精液是脏东西,会阴稍有不适就经常清洗会阴部和冲洗阴道,频繁洗手,或自行购买抗生素服用。谁知越洗越不适,白带增多,黏稠呈凝胶状,有时呈豆腐渣状,她丈夫的冠状沟处瘙痒有白色伪膜。更使人心急的是同龄人先后结婚抱上了孩子,自己却没有一点动静,两口子急,家长催促。经医院检查,小红阴道有严重的霉菌感染,小红心想,我特别注重个人卫生,怎么会出现妇科感染呢?又怎么总不怀孕呢?

正常情况下,在阴道乳酸杆菌的作用下分泌乳酸,保持阴道正常的酸性环境,对阴道有自净作用。阴道口位于女性会阴部,邻近尿道、肛门阴暗潮湿,易受污染,常招致外界各种病原微生物的侵袭。外界的各种病原菌进入阴道,改变了阴道正常的酸碱度。生殖道存在的大量白细胞消耗黏液中的能量物质,降低精子的活动力,缩短了精子的寿命。

阴道上皮受卵巢分泌雌激素影响而增生,增加了对病原体的抵抗力。如果频繁地冲洗阴道,滥用抗生素,破坏了阴道自净功能,易引起白色念珠菌感染。

宫颈是子宫的大门,所分泌的宫颈黏液具有多种免疫功能,包括黏液免疫、体液免疫、细胞免疫的功效。宫颈黏液保持着宫颈口呈关闭状态,是阻止病原微生物进入生殖道的重要防线。每当月经、性生活,特别是流产、分娩、手术操作等破坏此防线时,宫颈组织极易受侵犯造成损伤。自阴道进入的葡萄球菌、链球菌、大肠杆菌、厌氧菌、支原体、衣原体、病毒等致病微生物,经受损的宫颈黏膜进入宫颈组织,引起急性或慢性宫颈管炎、宫颈肥大、糜烂、宫颈腺体囊肿等病理变化,使精子不能顺利通过宫颈口游到输卵管与卵子相会。同时,宫颈的感染也会通过宫颈口进入子宫内，上行到输卵管、盆腔，引起宫腔和输卵管炎症、粘连、狭窄，甚至引起盆腔炎，影响受孕能力。

据临床观察，宫颈慢性炎症引起宫颈糜烂，其程度越严重，病程越长，诱发宫颈癌的可能性越大，宫颈炎症可引起胎膜炎、胎膜早破导致流产。宫颈炎症感染时，也会沿着宫骶韧带扩散到盆腔，引起内生殖器感染，造成女性不孕。

流行病学调查表明，凡是能引起男性泌尿生殖系统感染的疾病均可导致男性不育，如前列腺炎、附睾炎、睾丸炎、解脲支原体感染、沙眼衣原体感染、梅毒、淋病、尖锐湿疣、非淋球菌性尿道炎等。持续感染会影响精子的产生数量，诱发自身抗精子抗体生成，精子活力下降和凝集，输精管炎症性梗阻，免疫细胞因子异常激活等。这些疾病如不早期彻底治疗，均可导致男性生育能力下降，甚至不育。

流行性腮腺炎是病毒感染通过呼吸道途径侵袭人体，引起腮腺炎症。腮腺炎病毒通过复制扩增后，可以再次侵入血液，此时男性的睾丸就可能被腮腺炎病毒感染。腮腺炎病毒引起的睾丸炎病例中约有 1/3 为双侧睾丸受累，睾丸炎症一般持续 3～7 天，部分患者可能发生不同程度的睾丸细胞萎缩破坏。如果萎缩非常严重，睾丸细胞受破坏就有可能导致男性生殖能力下降，甚至不育。现在已经有了腮腺炎疫苗，可以有效预防腮腺炎病毒的感染。

多囊卵巢综合征与不孕

闫某，女，32岁，婚后4年未怀过孕。月经初潮14岁，月经周期不规则，且经量少。曾用人工周期治疗3个月后，月经逐渐正常，停药后月经仍不规律。身体渐渐变胖，并出现多毛、面部痤疮等现象。B超提示子宫偏小，两侧卵巢稍大，可见12个以上小卵泡，直径在2~9mm。性激素检查LH∶FSH比值大于3，T值偏高，符合多囊卵巢诊断。经用活血化瘀、通经活络自拟方剂饮食和运动治疗3个月，月经规律，性激素检查恢复正常，经促排卵治疗，患者于2012年2月停经40天，尿妊娠试验阳性，经保胎治疗4个月，2012年12月足月顺产一健康男婴。

早在1935年，Stein和Leventhal首次报道一组以持续性无排卵、高雄激素和胰岛素抵抗为特征的内分泌紊乱综合征患者，临床表现为月经紊乱、闭经、排卵障碍、多毛、肥胖、不孕，合并双侧卵巢增大呈多房改变，被命名为多囊卵巢综合征（PCOS）。PCOS常始发于女性青春期，各种症状可持续至绝经前后，几乎涵盖妇女一生。时至今日，对其发病原因还不十分清楚，可能是一种多基因遗传病。同时，受不良饮食和环境因素的影响，其中工作紧张、压力过大、缺少运动、饮食高脂少纤维、生活不规律等都是多囊卵巢综合征易患因素。在环境因素中，化学物质污染占70%左右，其中内分泌干扰物（EED）是影响激素代谢的激素类似物，是多囊卵巢发病主要因素。

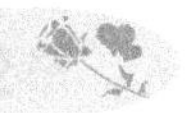

PCOS 的患病率在我国乃至全球均有增高趋势，据统计，20世纪90年代较70年代发病率增加了近1倍，现在PCOS已成为不孕的主要原因之一。在育龄女性中患病率为5%~10%，在无排卵的不孕症患者中约占70%。

需要具有以下三个诊断标准中两个才能确诊多囊卵巢综合征。①月经异常；②超声提示卵巢多囊样改变(单侧或双侧卵巢小卵泡数大于12个)；③血液中雄激素高于正常，或临床上有高雄激素表现如多毛、痤疮等，但需排除其他引起雄激素高的疾病如肾上腺疾病或卵巢肿瘤。

现在多囊卵巢诊断标准多采用2003年提出的鹿特丹国际标准。①稀发排卵或无排卵；②高雄激素的临床表现和(或)高雄激素血症；③超声提示一侧或双侧卵巢有直径2~9mm的卵泡≥12个和(或)卵巢体积大于10毫升。以上三项符合两项，并排除高雄激素疾病，如先天性肾上腺皮质增生，分泌高雄激素的肿瘤，即可诊断。

PCOS 没有特效药，需要综合治疗，需要建立良好的生活方式如低糖、低脂饮食、加强有氧运动、把体重控制在正常范围。一般通过口服避孕药如达英-35、妈富隆等调整生殖激素，恢复正常排卵。患者如果合并高泌乳素血症，还应加用溴隐亭等降泌乳素药物。激素调整正常以后，停用达英-35或妈富隆，有部分患者停药后1~2个月可以自行正常排卵，此时，可以同房试孕，或尝试促排卵周期的卵泡监测指导下同房。

多囊卵巢的手术治疗包括微创手术治疗，如腹腔镜卵巢打孔或对囊性增生卵巢的部分楔形切除术及腹腔镜刺破小卵泡的外科治疗方法。手术并发症有盆腔粘连、卵巢损伤等，现在不建议作为首选的治疗方法。

此外,如果存在其他代谢相关疾病,也要积极治疗。在促排卵治疗过程中,需高度重视卵巢过度刺激综合征和多胎妊娠的发生。辅助生殖技术如体外受精——胚胎移植以及未成熟卵细胞的体外成熟技术,可作为 PCOS 不孕患者的最后选择方案。

中医学认为肾气亏损、肝肾阴虚、痰湿阻滞、肝气郁结是导致多囊卵巢不孕的病因。多囊卵巢因为有多个呆滞小卵泡形成的囊性增生,没有长大成熟的卵泡而难以受孕,因此消除呆滞小卵泡,就是从根本上消除了 PCOS 存在的病理基础。呆滞小卵泡就是中医所指的瘀,无论是气郁还是血瘀都需要活血化瘀治疗。中西医结合治疗 PCOS 的三步法。第一步:口服中药(豁痰化瘀、益肾助孕),促使呆滞小卵泡消失(破裂或被吸收),使患者的卵巢体积缩小。第二步:中西医结合平衡内分泌降低 LH、FSH 比值,降低雄激素。第三步:中西医结合促排卵、促妊娠、保胎至生出健康婴儿。中西医结合治疗三步法,进一步提高妊娠率,降低流产率。

为什么 PCOS 患者治疗怀孕后常出现空囊妊娠,胚胎停止发育、流产、早产、先天畸形等情况呢?原因是 PCOS 患者存在高雄激素血症,低雌激素和低孕激素水平使其子宫内膜处于不佳状态,不利于胚胎着床和发育。倘若发生流产,其治疗不仅前功尽弃,而且对患者的精神又是一次打击。所以治疗多囊卵巢引起不孕症的目标,不仅是为了让患者怀孕,还要及时有效地进行保胎治疗,直至健康婴儿出生。

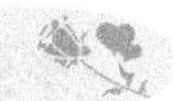

精索静脉曲张与男性不育

小张结婚两年多还没有怀孕，精液常规检查正常，抗精子抗体阴性。体检发现左侧精索静脉曲张成团，卧位消失。妻子经孕前系统检查未发现异常，看来他俩不孕症可能是因为小张精索静脉曲张引起的。施行精索静脉曲张高位结扎术半年后妻子果然怀孕了，小张喜出望外。

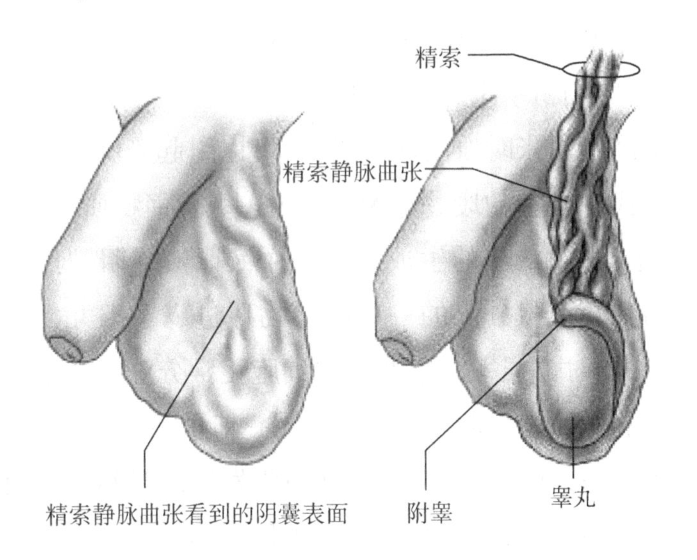

精索上起腹股沟内环，止于睾丸后缘，是悬吊睾丸、附睾的圆形索状柔软组织，其内除输精管、动脉、淋巴管和提睾肌，还有弯曲蔓延状的精索静脉丛。

精索静脉曲张是指精索内蔓状静脉丛异常扩张，伸长和屈曲，为20~30岁青壮年的常见病，发病率可占男性人群的8%~

23%,常单侧发病,80%~90%发生于左侧,这与精索内静脉直接起源于左肾静脉有关。临床表现为站立时精索静脉曲张侧阴囊胀大如蚯蚓状团块,伴下坠感。多数患者仅有局部酸胀,有时疼痛可放射至下腹部,腹股沟和腰部,行走和劳动后加重,休息平卧时缓解。如平卧后曲张静脉不消失,应考虑其他疾病,如肾门处肿瘤压迫精索静脉所致。

精子是由男性睾丸产生的。精索静脉曲张直接影响睾丸正常静脉回流,造成睾丸温度上升。而精子的生成和发育过程中均需要低于正常身体的温度条件。有资料表明,正常睾丸温度左侧 32.2℃,右侧 31.8℃。精索静脉曲张患者睾丸内平均温度要比正常人升高 0.6~0.8℃。睾丸温度升高,对睾丸生精系统产生损害,影响精子生成和成熟。

精索静脉曲张时血液回流受阻,可以引起静脉内压力增高,睾丸新陈代谢产生的废物不易排出,这些有害物质可以逆流到睾丸、附睾、影响精子的生成。由于血液回流受阻,肾脏的一些代谢废物和肾上腺分泌的一些激素物质进入了睾丸,引起睾丸慢性中毒,同时也损害了睾丸间质细胞正常分泌雄激素的功能。

精索静脉曲张引起精子数量减少、精子活率、活力下降、精子畸形率增高,其影响与精索静脉曲张发生的时间、严重程度呈正相关。即静脉曲张时间越长,曲张程度越重,对睾丸生精作用和精液质量的影响也越大。

手术治疗适用于症状明显者久婚不育和精液检验异常者,无论临床症状轻重均需手术,可采用腹股沟切口,高位结扎精索内静脉,切除精索阴囊内的曲张静脉。亦可实施精索静脉栓塞术,手术创伤小、恢复快,精索静脉曲张无明显症状并有正常生育者一般不需要手术治疗。抗氧化药物如维生素 E、维生素 C、辅酶 Q10。口服迈之灵有促进睾丸的血液循环,改善精索静脉曲张症状的作用。

慢性非特异性前列腺炎与不育

小强今年 38 岁,虽然年龄不大,已是有 20 年驾龄的老司机,周围人都知道他开车那是顶呱呱的。结婚后喜得千金,今年已 13 岁,二孩政策放开后,他和爱人萌生了再生一个的打算。为此事,小强戒了酒、断了烟,可前前后后两年过去了,小强的妻子还是没怀上。当初怀第一胎时很顺利,夫妻俩弄不明白这是怎么回事。妻子先检查,各项孕前检查结果未见异常。医生建议小强查查有什么问题,小强很是不乐意。医生解释,不孕不育夫妇有 30%的是男性的原因,像小强这样的老司机,极容易得一种“职业病”——前列腺炎,这对生育是有影响的。小强接受了前列腺液常规分析检查,显示白细胞较多,卵磷脂小体少量。精液分析显示,精液量 3 毫升,液化时间大于 60 分钟,精子密度 23.76×10^6/毫升,a 级 8.00%;b 级 17.00%;c 级 44.00%;d 级 31.00%。诊断为慢性前列腺炎、弱精症、精液不液化。

慢性前列腺炎患者,前列腺液中未培养出细菌等致病者为慢性非特异性前列腺炎,占慢性前列腺炎的 90%以上。慢性非特异性前列腺炎是成年男性最常见的疾病之一,是青壮年男性的多发病。常见症状有尿频、尿急、尿痛、尿不尽、尿道灼热感。

由于前列腺炎症增生压迫尿道，尿液不易排空，导致膀胱残余尿增加，常合并尿路感染，尿道外口常有少量白色混浊黏液流出。

前列腺位于盆腔深部，通过神经传导产生一系列神经症状，前列腺炎症状复杂多样，如腰骶部、会阴部胀痛，小腹坠痛等。慢性前列腺炎约90%患者为前列腺非特异性炎症改变，引起精神系统症状，如烦躁不安、失眠多梦、头晕乏力、焦急抑郁、记忆力减退等症状。特别是出现阳痿早泄等性功能障碍，久治不愈常导致神经内分泌失调，这方面的困惑甚至超过疾病本身的痛苦，为此而四处奔走求医者不乏其人。

慢性非特异性前列腺炎没有典型的症状和特殊影像学特征。前列腺按摩取前列腺常规检查，加上按摩前后尿两杯检验，并对按摩前后尿常规中尿沉渣镜检结果进行对比，成为诊断慢性非特异性前列腺炎的简单、快捷的重要的方法。

如果前列腺液常规检验中，（高倍镜下）白细胞超过10个以上，以及含脂肪小体的吞噬细胞，又称卵磷脂小体明显减少，前列腺液未培养出细菌等致病菌，即可诊断为慢性非特异性前列腺炎。另外，尿液分段尿沉渣涂片高倍镜检对诊断有帮助。头段尿为排尿开始的10毫升尿液，是代表尿道的尿液。再排出200毫升尿后收集10毫升，代表中段尿。前列腺按摩完毕后再排尿10毫升为后段，分别做细菌培养。没有条件时做尿常规尿沉渣检验，如果前列腺按摩后，尿沉渣中白细胞明显增高，高出按摩前的10倍以上，则有助于慢性前列腺炎的诊断。如果头段尿液中白细胞高于正常，常提示合并尿道炎。

慢性前列腺炎是否会引起男性不育，各家意见不一。男性不育的人群中前列腺炎发生率高，慢性前列腺炎会引起精囊、输

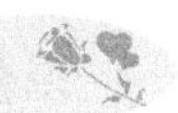

精管、附睾和睾丸炎症感染，造成输精管阻塞是重要原因之一。精液的60%是精囊腺体分泌，25%由前列腺分泌，前列腺炎患者精液量减少。精液中白细胞增多，所含的蛋白酶在杀伤细胞的同时损伤精子，并释放出的细胞因子，促使人体产生抗精子抗体，引起精子凝集，精子活力降低。慢性前列腺炎患者常出现精液不液化、少弱精症、畸形精子症、死精子症，所以，男性不育症者必须进行前列腺常规检查。

慢性非特异性前列腺炎患者，首先应该端正对这种常见病和多发病的认识。忌酒、咖啡及辛辣食物，不久坐，健康有规律性生活，另外，前列腺按摩也是治疗慢性前列腺炎的重要手段之一。每周一次前列腺按摩，将有助于疏通前列腺管。按摩时间错开性生活，促进前列腺液引流。慢性前列腺炎患者要树立信心，前列腺炎是可以治愈的，是可以恢复生育功能的。

热水或中药坐浴可减轻局部炎症，缓解症状。但不适宜不育症男性，因为热水浴会损伤睾丸的造精子功能。

精液不液化

小张结婚已经快两年了，性生活也正常。伙伴中不少人已经当上了爸爸，他爱人的肚子却一直没有动静。去当地医院检查过，也没有查出什么问题，小张很是纳闷，怎么就怀不上孕呢？我从问诊中获悉，小张婚前曾有手淫习惯，后来有尿频，晨勃时尿道口有少量白色黏稠分泌物，阴囊潮湿，有下坠感。曾在当地医院看过,医生说是前列腺炎,因不影响劳动,未坚持治疗。抗精子抗体检验为阴性,精子常规检验精液60分钟不液化,看来精液不液化可能是小张夫妻不育的主要原因。

精液正常射出后,立即变成胶冻样的凝块,使精液粘贴在子宫颈周围不易流出。5~30分钟后,精液会迅速液化成稀薄状液体,精子开始自由活动,以利于精子向上穿过宫颈管进入子宫腔。如果精液射出后超过1小时仍不液化,则视为精液不液化。精液不液化者精子活力减弱或消失,成为弱精子或死精子,从而造成不育。

精液不液化占男性不育症的2.51%~42.15%,最多见于前列腺炎、精囊炎,因为精液液化是在前列腺分泌的酶的作用下完成的。如果前列腺有炎症,分泌的酶减少,就会引起精液液化障碍或液化不完全。

临床上精液不液化患者常合并前列腺炎,若发现精液不液化或液化不完全者,要认真检查有无前列腺炎以及所感染的病原体。泌尿生殖道解脲支原体、衣原体、细菌、病毒等病原微生物感染,会使精液成分发生改变。一般情况下不至于影响生育,严重者影响精子活动,生育能力下降,甚至造成不育。

选择敏感的抗生素进行针对性治疗。中西医结合优于单独西药治疗,副作用少,疗效高。中西医结合治疗精液不液化,方法是清热解毒,活血化瘀。中药治疗以清热解毒,用夏枯草、石韦、蒲公英、车前草。活血化瘀用川牛膝、赤芍、丹参、地龙,忌用银花,15天为1个疗程,需经2~3个疗程。

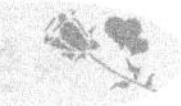

如何自测排卵日和排卵期

我从邮箱看到了一封信,信上说他们夫妻在林区工作,老大不小了,但是,备孕半年也未怀孕。他们附近没有医院,无法做B超监测卵泡,询问预测排卵还有什么方法。我将关于排卵日和排卵期的自测方法,转发给了他们。

正常情况下女子出生后,两侧卵巢内已经储存了约200万个未发育的卵泡。但女子一生中有400~500个卵泡发育成熟,其余则自行退化了。每个月一般有一个发育成熟的卵泡,由两个卵巢交替排卵(少数一次排2个或3个以上卵泡)。在排卵前2~3天和排卵后24小时同房容易怀孕。备孕妇女如果预先测知自己的排卵日,将有助于成功怀孕。

自测排卵日、排卵期的方法有三种,如日历法、基础体温法、宫颈黏液监测法。

1. 日历法　即月经周期推算。妇女的月经周期有规律者,一般为28天,但排卵日与下一次月经开始之间比较固定,一般在14天左右。推算方法是从下次月经来潮第1天算起,往前推算14天就是排卵日,排卵日的前5天和后4天,连同排卵日在内共10天,称为排卵期。此种方法只适用于月经周期规律的妇女。

2. 基础体温法　基础体温法是指人在睡眠6小时以上醒来,尚未进行任何活动之时所测量到的口腔体温。正常育龄妇女的基础体温呈周期性变化，在排卵时的基础体温较低，排卵后第1天升高0.3~0.5℃，并一直持续到月经来潮前才开始下降，下一个月经周期的基础体温又重复上述这种变化规律。把每天测量到的基础体温记录在一张体温记录单上，并连成曲线，体温升高前一天即为排卵日。如果测得基础体温呈单相曲线，表示卵巢没有排卵；测得体温曲线呈双相，则表示有排卵，可根据曲线所显示的排卵期指导避孕或孕育。在测定基础体温期间，要注意尽量有规律地生活，早晨醒来，在不说话不做任何活动的情况下，将体温计放在口腔内5分钟后所显示的体温。注意睡前将体温计放在枕边，并把体温计降至正常体温以下，醒来即查则更为准确。

3. 宫颈黏液法　女性的宫颈液黏稠成栓，阻止病原菌侵入子宫，排卵期在高水平雌激素的作用下，宫颈分泌物量多而稀薄，有利于精子通过，呈乳白色蛋清状，滑润而富有弹性，黏稠度小，延展性好。方法是用拇指和食指把黏液拉成很长的丝状（可达10~15厘米），卵巢排卵后宫颈黏液又变得少而黏稠。

观察宫颈黏液每天需要数次，一般可利用起床后、洗澡前或小便前的机会，用干净的手指从阴道或阴道口取黏液检查，观察手指上的黏液外观、黏稠程度及用手指做拉丝试验。对不愿意将手指放入阴道的人，也可用沾在内裤上的白带做检测。应该注意的是，宫颈黏液的变化受多种因素影响，如严重阴道炎，性生活及使用阴道内杀精药物等。

以上三种方法（日历法、基础体温法、宫颈黏液法）简单、自然、易掌握，如将这三种方法结合起来观测其准确率会提高。

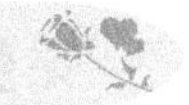

人工授精与试管婴儿技术

“试管婴儿”是指“体外受精”“胚胎移植”，常用于输卵管阻塞性不孕者。

“人工授精”是将健康男子的精液优化处理后，直接注入女性阴道或子宫内，使精子上行与卵子在输卵管壶腹部结合成受精卵。主要适用于男子精量少，活力不够、液化不良及男女双方生理或心理因素造成的性功能障碍或性交困难者。受精卵的形成以及受精卵的整个发育运行过程，是在女性生殖道内进行的。

选择人工授精的条件是，要求供精者精液的质量要达到标准。非丈夫精液人工授精适用于男性绝对无生育能力，如无精子症，以及阳痿、不射精、无精症、少精症治疗无效者，抗精子抗体阳性难以转阴者，男方有精神病以及严重遗传性疾病者，以及宫颈因素造成的精子通过受阻而导致不孕者。配偶间人工授精条件是女方检查输卵管，至少一侧是通畅的、阴道分泌物及宫颈黏液正常、清洁度良好者。精液须通过体外处理，如将精液浓缩、优化、洗涤等方法。目前这一技术成功率为10%～15%。

试管婴儿适应证包括女方输卵管阻塞或炎症，子宫内膜异位症或排卵障碍。男方少弱精症，双方不明原因不孕，染色体异常和某些遗传性疾病。第一代试管婴儿助孕技术是精子与卵子在体外自由结合，大致分为两步，第一步：“体外受精”，通过手术从妇女卵巢取出成熟的卵细胞，同时收集丈夫射出的精子，经处理后，一起放进有特殊培养液的试管中，在体外完成受精。第二步是当受精卵在体外试管内发育，分裂成为2~8个细胞胚胎时，再将此胚胎移植到子宫内，使其着床发育成胎儿。

运用该项技术要求女方健康，年龄不宜超过40岁，子宫腔基本正常，至少有一侧卵巢功能正常，子宫内膜有周期性变化。目前试管婴儿成功率为30%~40%。

第二代试管婴儿技术是精子直接注入卵子内强迫受精的方式，卵浆内精子显微注射技术是借助于显微镜，在试管内通过人工操作将单个精子注入卵细胞浆内使之受精，发育成囊胚，再植入子宫内实现孕育目的。

第三代试管婴儿技术是在第二代试管婴儿（单精子卵泡浆显微注射）的基础上，植入前对胚胎进行检测，筛选染色体或基因没有问题的胚胎。胚胎在送入母体宫腔之前，取1个或几个胚胎细胞，进行植入前活检和遗传学分析，选择无遗传疾病的胚胎植入宫腔，预防新生儿遗传病的发生。植入前胚胎遗传学筛查，适用于复发性流产，反复种植失败的患者，以及可能生育异常高风险人群。但是，人类有两万多种遗传疾病，每种遗传病控制的基因不同，有单基因遗传，有多基因遗传，染色体结构异常，染色体数目异常等千差万别，以及发生遗传物质改变，因此需要在怀孕中期再次进行羊水穿刺或者绒毛膜活检确诊胚胎遗传状况。

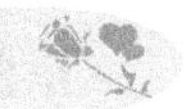

不孕不育症是现代慢病

慢病是慢性非传染病的总称，在我国人们常称为“慢性病”。随着现代社会经济的发展，以及内在和外在诸多因素的影响，近年来，人类疾病谱发生了很大变化，即由过去的营养不良，病原微生物所致的传染病，向代谢紊乱、血管硬化、栓塞等病理变化所引起血管病变和脏器代谢紊乱转化。西方将这些慢病称为“不良生活方式病”。不少人将因环境因素、不良生活方式所引起的慢病戏称为富贵病，又称为“现代都市病”。因为这些病常在环境污染相对严重的都市人群中流行，笔者兹将这类病称为“现代慢病”，将有利于人们对此类疾病的认知和理解。

半个世纪以来男性精子质量下降、癌症患者增加、性功能减退、卵巢早衰、不孕症的发病率快速增加，这和生活环境有一定关系。精子的发生、发育、成熟到输送等诸多环节都需要一个适宜的内部和外部环境。生活中的各种污染，环境、温度与精子成长息息相关，这与人的生活方式变化有密切关系。生产自动化、生活电气化，工作电脑化，家务劳动减轻，睡眠时间减少，就连步行和上下楼也被汽车和电梯“剥夺”了，缺乏身体锻炼，体重增加，过量的心理压力，过度的脑力和体力透支，人们在享受快乐的同时忘却了自身的健康。

随着科技的发展，人们享受着现代文明的成果，不可避免地受到“现代文明的伤害”。诸如电视、广播、电器的电离辐射、微波、电磁场、红外线、紫外线、超声波、激光的致热效应、大气和水的污染、食物中农药残留、过量食品添加剂、抗生素、抗病毒、抗肿瘤药物滥用,体内产生过多的自由基。自由基是那些带着没有配对的自由电子的化合物质,这些自由电子活性很高,损伤人的重要细胞器,造成 DNA 结构异常,使复制出错,出现蛋白质变性,造成少弱精症、卵巢早衰等引起的不孕症。近年来,多囊卵巢综合征引起的女性不孕明显增加,多囊卵巢综合征是以持续性无排卵,高雄激素,胰岛素抵抗为特征的内分泌紊乱综合征。据研究诡秘的多囊卵巢综合征与环境因素有关,在环境因素中化学物质污染占 70%左右,其中内分泌干扰物(EED)影响性激素的变化。

半个世纪以来,人们在各行各业中使用了大量的农药、杀虫剂、洗涤剂、食品添加剂、防腐剂、催生剂等导致环境雌激素增加。一位著名化学教授甚至预言,到 2040 年,美国将有 50%的男人没有生育能力。据一项研究发现,长时间接触汽车尾气会使精子质量下降,现在人们普遍使用的手机,其辐射可杀死男性体内三成精子。

随着我国工业化、城镇化的进程加快,我国慢病患者的患病率呈快速增长趋势。主要的慢病如:高血压、高血脂、糖尿病、心脑血管疾病等,已成为影响男性性功能减退,勃起功能障碍性健康的主要疾病。肥胖与女性不孕息息相关,同时肥胖与男性不育也有密切相关,肥胖人群,女性易患多囊卵巢,男性精液中精子浓度及精子活动度显著下降。英国的一项研究显示,超重和肥胖组男性精子拥有较少精子的概率超过 60%,异常精子的概率超过 40%。

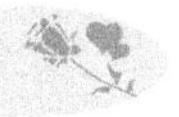

肥胖不仅对男性自然生育能力有影响，同时对辅助生殖技术助孕也有一定影响。因此控制体重不仅对自己的身体健康有益，更有助于提高试管婴儿的成功率。因此减轻体重，改善生活方式，不仅是为了预防慢病，同时也是保持男性活力和雄风的重要手段。

宫颈癌、乳腺癌的发病率呈逐年增高的趋势。前列腺癌曾是发达国家的高发病，近年来，在我国发病率呈上升态势，成为我国男性常见癌症之一。但是，随着国民卫生习惯的进步，包皮环切手术普及，我国阴茎癌的发病率呈明显下降趋势，这进一步说明生殖系统的慢病与生活方式有密切关系。

追求健康，学习健康，管理健康是一项伴随每个人一生的系统工程。每个人都要学会自我管理健康和投资健康，学会并掌握科学知识，管住嘴，迈开腿，保持好心情，有了健康的身体，才能更好地工作和生活。获得了生殖健康，才能去享受人生的幸福和“性福”，优生优育，强我中华，实现“中国梦”，去享受自己的追梦人生。

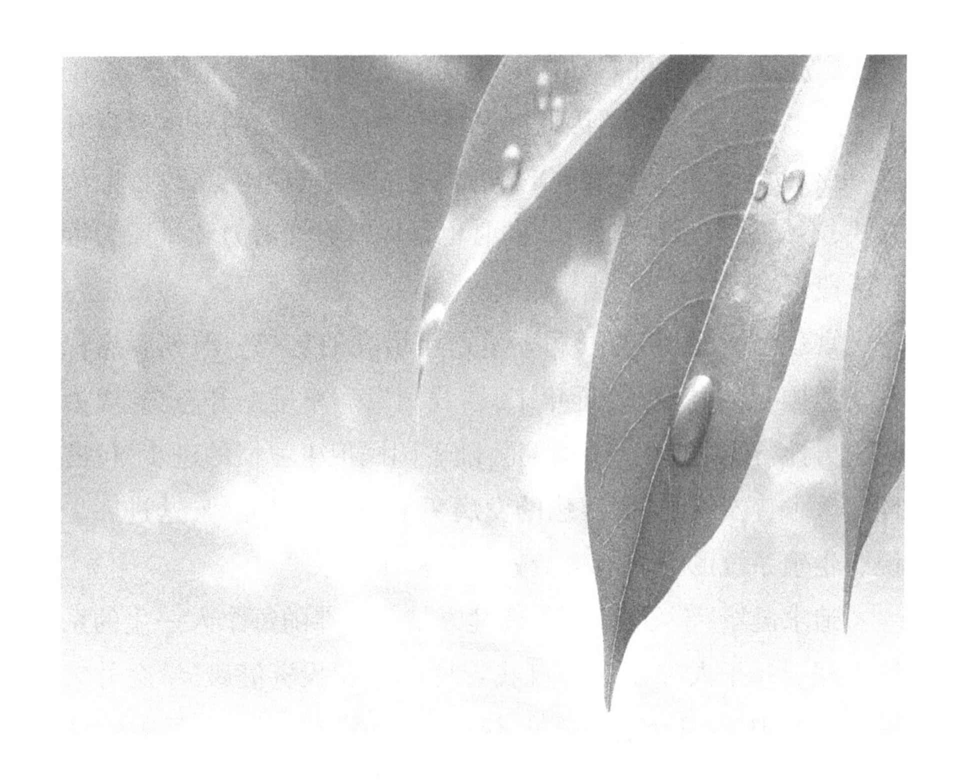

第四章　孕育和避孕

生殖健康为含义深刻、内容广泛的新概念，妇幼保健和计划生育是生殖健康的核心内容。国家全面放开二孩政策，科学合理育儿是中华民族繁衍强盛的主要措施，是我国基本国策的组成部分。有效的避孕方法是落实计划生育、优生优育的主要手段，是我国人口、经济、社会协调和可持续发展、提高居民生活质量和妇女权益的保证。

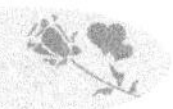

怎样知道怀孕了

早孕首先会出现停经，育龄妇女如果平时月经周期比较规律，若月经过期10天以上者，就要想到是否怀孕了。几乎所有人都知道怀孕时会有早孕反应，如出现食欲减退、厌油腻、偏食酸辣现象，伴有倦怠、乏力、头晕、嗜睡等反应。恶心呕吐，晨起为重，如果呕吐频繁，不能进食，则引起水、电解质紊乱，严重时出现酸中毒，甚至肾、肝功能损害，应及时就医。

其他反应如妊娠子宫增大，压迫膀胱引起的尿频，大约在孕12周后上述反应自行缓解，一般不需要做特殊治疗。另外，早孕女性乳房发生了变化，如乳房增大，有胀感，乳晕及乳头颜色加深，乳头周围皮肤出现许多深色小结节，称为蒙汉氏结节。

早孕试纸尿液检验最为方便。卵细胞受精后7天就可在血中检验出HCG，检验更为准确，且可定量检测，有利于早孕的鉴别诊断。

超声诊断更为快捷准确，且可鉴别宫内孕或宫外孕。受精卵早在孕5周时到达宫腔，阴道超声即可做出早期诊断，并观察孕囊的发育情况。必要时可选择孕激素试验和宫颈黏液检查，也有助于早孕的诊断，临床上较少使用。

孕妇如何推算预产期与自我胎儿监护

妇女怀孕后子宫逐渐增大,继而出现胎动,孕妇可以通过宫底高度观测,发生胎动的时间、频率自我观察,初步了解胎儿宫内发育状况。准妈妈怎样了解子宫增大的程度和胎动的变化掌握胎儿月份(即停经的月份)呢?

1. 孕妇自己观测子宫宫底高度方法

(1)3个月末(12周末)耻骨联合上2~3横指。

(2)4个月末(16周末)耻骨联合与脐之间。

(3)5个月末(20周末)脐下1横指。

(4)6个月末(24周末)脐上1横指。

(5)7个月末(28周末)脐上3横指。

(6)8个月末(32周末)脐与剑突之间。

(7)9个月末(36周末)剑突下2横指。

(8)10个月末(40周末)脐与剑突之间,同8个月或略高。

2. 胎动计数方法　胎儿在子宫内的活动称为胎动。胎动不仅是妊娠诊断依据之一,也是判断胎儿宫内安危的重要指标。

正常孕妇一般在怀孕20周开始感到胎动,24周以后会出现比较明显的胎动,并出现一定规律性,可区别为转动、翻动、滚动及高频活动。此后,胎动逐渐增多,32~34周达到高峰,孕38周后胎动逐渐减少。一般推荐30~32周以后开始数胎动。胎动次数每天早晨少,傍晚多,孕妇采取半卧斜靠体位,躺下时胎

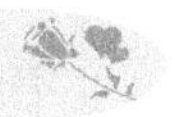

动的感觉会更加明显。对于有胎儿宫内缺氧的高危孕妇或者在孕晚期感觉胎动减少时,需要每天记录胎动次数。

胎动次数一般 2 小时内不低于 6 次,一旦低于 6 次,需要进行进一步检查,包括电子胎心监护或 B 超生物物理评分。如果胎动在 2 小时内就已经达到或超过 6 次的标准,就没有必要天天数下去。

孕妇饮食营养很重要

女性怀孕后,每天对各种营养素的需要比怀孕前增加 1/4~1/2。孕期妇女不仅要维持母体本身的营养需要,还要供给胎儿不断生长发育的需要。合理满足孕妇的营养需要,可以减少胎儿营养缺乏症、胎儿发育不良,避免早产、流产和低体重儿出生等。所以,孕期合理营养与优生有密切关系。

营养物质包括蛋白质、脂肪、各种维生素、无机盐等。孕妇饮食营养要求一是充足,二是要合理搭配。所谓充足,就是指保证营养,并本着少食多餐的原则。妊娠中期是孕妇的体重增加,胎儿生长较快阶段,营养既要全面又要保证足够的量,但也要避免暴饮暴食,不能只顾大鱼大肉及营养补品,食物要多样化,饭菜花样翻新,合理搭配,提高食欲,避免偏食,应以细粮为主,以蔬菜、水果、豆类和动物食品为副食品。

蛋白质是构成人体组织、细胞的重要物质,它来源于肉类、蛋、鱼、乳制品及豆类等。孕妇每日需要蛋白质 85 克左右,可以满足孕妇和胎儿需要,当蛋白质供应不足时,孕妇体力弱,胎儿生长慢,产后乳汁少。

体内的热量主要来源于碳水化合物和脂肪,如米、面、玉米、谷类等,它在食物中占55%~65%。脂肪则来源于食油、肥肉、蛋黄、奶油等,它不仅提供热能,还帮助各种脂溶性维生素在体内被吸收。孕妇适当增加脂类饮食是有必要的,但不宜过多,预防产妇血糖升高和过度肥胖,增加肝脏负担或造成胎儿超重,分娩困难。除此之外,还需要充足的矿物质,如钙、铁、锌、碘等主要来自动物的骨骼、内脏及海产品。临床上常见孕妇在晚期发生小腿抽筋,这是缺钙的表现。怀孕早期缺乏叶酸会增加胎儿神经管畸形的发生,妊娠期贫血有早产的危险。所以,孕妇要常吃富含叶酸的食物,如面包、面条、米等,以及动物的肝、肾,鸡蛋,豆类,绿叶蔬菜等。孕妇在整个孕期内都要充分食用新鲜水果及蔬菜等,水果类如苹果、柑橘适当吃些坚果,保证有足够的维生素供给。

孕期科学合理的营养对孕妇健康和胎儿发育极为重要。因此建议孕妇每天喝250克奶,吃1~2个鸡蛋,肉类或鱼类100克,植物蛋白50~100克,蔬菜、水果500克,基本上可满足营养需要。避免刺激性食物(如浓茶、咖啡及酒类等),避免盐类摄入过多。

有资料显示,孕前后孕妇高脂肪、高糖饮食造成过度营养,会增加妊娠糖尿病和妊娠高血压的发生率。母亲在受孕时饮酒所造成的影响与摄取高脂肪饮食有相同的致病风险。新的研究发现,孕期饮酒所生孩子,到中年时患2型糖尿病和肥胖的风险会明显增加。

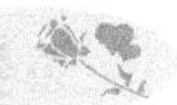

说说胎教

胎教是指孕妇在怀孕期间对胎儿进行的教育。我国早在2 000年前《三字经训诂》中提出，妇女怀孕期间应“目不视恶色、耳不闻淫声、不出乱语、不食邪味”，并提出“受胎之后喜怒哀乐，莫敢不慎”，说明我国很早就重视胎教。

孕期母亲要听一些优雅的乐曲，使胎儿在出生前就受到音乐的熏陶，一般受过音乐胎教的孩子具有良好的乐感。将耳机放在孕妇的腹部，让胎儿聆听胎教音乐，早晚各 1 次，每次 20 分钟。

体育胎教主要是通过抚摸、轻轻拍打孕妇的腹部，促使胎儿体格和智能的发育。抚摸运动可在怀孕 3~4 个月开始，拍打运动在妊娠 6 个月时进行，一般每周 2~3 次，每次 3~5 分钟，以后逐渐增加次数，但每次不宜超过 10 分钟。开始时运动宜轻，以后适当“加大”运动量，孕期女性可选在临睡前胎儿活动频繁时进行，多散步，从事非剧烈的活动。

妇女从怀孕 6 个月起，经常与腹中胎儿娓娓交谈，呼唤宝宝的名字，念童谣，唱儿歌，朗诵抒情诗。夫妻间说话要轻柔，不要大声喧哗或吵闹，不然胎儿会在宫中躁动，对子宫拳脚相加，胎动频繁。

孕妇在整个妊娠期间，特别要保持精神愉快，心情舒畅，丈夫要主动关心妻子，减少不良因素对胎儿发育的影响。孕妇不断对胎儿送去愉快的信息,孩子出生后会具备以下特征,如总是笑呵呵的、说话快、夜间不哭闹、性格活泼、愿与人接触等。

母乳喂养好处多

母乳是婴儿最廉价和最有营养的食品,不仅比人工喂养要经济得多,而且它含有婴儿出生4~6个月内所需要的全部营养素,而且婴儿的吸吮有助于孩子面部的正常发育。母乳最适合婴儿消化吸收,母乳中还含有丰富的抗体物质,有免疫作用,可保护婴儿免受感染。母乳喂养有利于母子间感情交流,减少产后出血,且有助于产妇的子宫复旧。产妇在哺乳期由于催产素的分泌,抑制了卵巢排卵,推迟其再次怀孕,还可降低患乳腺癌和卵巢癌的概率。年轻的母亲应担负起哺乳的天职,千万不要亏待自己的宝贝。婴儿6个月后仍需继续母乳喂养,但需添加婴儿食品适当补充喂养。

产妇应让宝宝早吸吮、早开奶,这样可以刺激母亲尽早泌乳,并可增加奶量。初乳是产后3天左右的母乳,呈黄色,那是因为初乳中含有丰富的胡萝卜素,它含有更多的抗体和抗感染蛋白,可防止婴儿过敏。初乳可刺激肠壁迅速发育,有轻度的通便作用,清除胎粪,排出胆红素,降低新生儿黄疸。

母乳是婴儿唯一的好食品,因此婴儿出生后0.5~1小时即开始喂母乳,不应喂任何食物和饮料。所以婴儿在吃初乳之前不要人工喂养。婴儿在4个月内应该做到纯母乳喂养,不添加

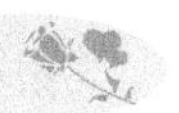

任何食物和饮料。4~6个月后,可以开始添加辅食。对营养不良小儿、早产儿、低体重儿等,现在主张母乳喂养可延长到2年以上。

前奶是在一次哺乳过程中早期产生的奶,呈黄色,前奶不仅奶量大,而且可以提供更丰富的蛋白、乳糖和其他营养素。后奶是一次哺乳后期的母乳,呈白色,内含多量脂肪,给婴儿提供能量,所以哺乳时要让婴儿把一侧乳房吸空再换另一侧。产后7~14天的乳汁为过渡乳,过渡乳中含有婴儿生长发育的所有成分。由于催乳素是夜间产生的,所以晚上吸奶也不可少。孩子出生后24小时内每1~3小时吸吮一次或更多次,间隔不要超过3小时。下奶后通常24小时哺乳8~12次,每次哺乳4~20分钟,吸吮力不足时可增加25~30分钟,一般每侧吸吮10~15分钟即可。

研究发现,如坚持母乳喂养,儿童期智商测定将比人工喂养的小儿高,母婴同室也有利于母子间情感交流;良好的精神状态是母子健康的保证。

婴幼儿体格生长发育常识

婴幼儿体格生长是一个连续的过程,但也有阶段性,年龄越小,增长越快。出生后最初6个月生长很快,尤其是前3个月生长最快,6个月后逐渐减慢,青春期又猛然加快。

新生儿出生体重一般为3.06~3.18千克,1~6个月每月增加约 700 克;6 个月后每月增加 400～500 克;1 岁时的体重是出生时的 3 倍。1～10 岁体重(千克)= 实足年龄×2+7。

新生儿出生时身高一般为 49.5～50.4 厘米。第一年以逐月减慢的速度增加 25 厘米左右,第二年增长速度减慢,增加约 11 厘米。2～10 岁身高(厘米)= 年龄×7+70。

出生时前囟门 1.5～2 厘米,6 个月逐渐骨化变小,1～1.5 岁闭合。后囟一般在出生后 6～8 周闭合,也有的在出生时后囟门已闭合或很小。

婴儿在 6 个月左右开始出牙,2～2.5 岁出完。2 岁内乳牙(个数)= 月龄-4～6。

如何进行早教

早教是指 3 岁之前的幼儿教育。经研究发现,儿童 3 岁之前是视觉发展的关键时间,要给他们指点讲解儿童图画,观看画册。

语言早教的关键期在 2～3 岁,正是幼儿咿呀学语的时候,要教他正规的语言,如不把小猫说成猫咪;不使用叠句如吃饭饭、睡觉觉等,更不要使用网络语言。不要让孩子养成挤眼、摆头、啃手指的坏习惯。要正确指导数数字,循序渐进,逐步数到更多的数字。

家长要经常与孩子交谈,可以提出问题,让孩子回答,培养孩子的思维能力。给孩子讲故事,提高孩子的理解、记忆能力。

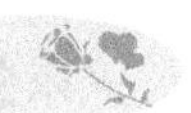

经常带孩子外出旅游，开阔视野，增长见识，对孩子提出的问题，家长要认真、耐心回答，激发孩子的学习热情，培养孩子的兴趣和爱好。

随着孩子慢慢长大，逐步养成良好的道德品质。对长者有正确的称呼，如爷爷、奶奶、叔叔、阿姨，养成有礼貌的好习惯。从小教育孩子不闯红灯，不乱扔垃圾，培养孩子将废弃纸屑投入垃圾桶内等讲卫生的好习惯。孩子的正确言语举动，家长要给予肯定和表扬。

情商（EQ）是美国哈佛大学心理系教授丹尼尔·戈尔曼首先在 1995 年出版的书中提出来的。戈尔曼提出的情商实际指的是良好的道德情操；乐观开朗的个性；克服困难的勇气和毅力；独立自立；持之以恒的韧性；控制自己和他人的能力；同情、友爱、善良的人格；招人喜欢，与人相处的技能。总之，情商就是一个人控制自己的情绪，调节外界压力，把握自己心理平衡的能力。

情商比智商对人更重要，与智商相比，情商是后天培养的。情商是个人幸福及适应社会的根本，怎样才能培养孩子的情商呢？

培养提高情商要从幼儿开始，父母同孩子点头微笑，经常搂抱孩子，给予关怀和安慰。在这种环境中长大的孩子，将来在生活中与所有人的关系都会自然在这一基础上产生。让孩子从小学会控制冲动情绪，抑制冲动行为。有时孩子会故意做出点不当要求或恶作剧，此时父母更要耐心，不能气恼。但必要时应让孩子受点惩罚，要让孩子慢慢自我调整自己的行为，克制自己，配合别人。让孩子从小学会关照别人，将自己的玩具主动分给小伙伴们玩耍,把爱吃的零食分享给其他小朋友。关心别人,有同情心,将来就会有好的人际关系,获得人们的支持和帮助。

父母不仅要做孩子的家长,也要做孩子的师长。不可当着孩子面吵架、打骂。更不可与他人发生口角和肢体冲突;否则,将会对孩子产生永不磨灭的恶劣印象,以致养成不讲理不文明的习惯。

重视婴幼儿健康体检

我国已完善儿童保健制度,为保证孩子健康聪颖,每一个新生婴儿出生后 1 个月内都要建立儿童保健手册,以保证孩子及时获得儿童保健服务。

儿童体检年龄安排为:1 个月、3 个月、6 个月、8 个月、12 个月、18 个月、24 个月、30 个月、36 个月。到妇幼保健机构、各级卫生院或社区卫生服务中心的儿童保健门诊进行健康检查。包括生长发育监测、喂养与营养指导、常见病防治、神经心理发育评价与指导、早期综合发展、五官保健。

3 岁以上儿童每年接受一次系统保健检查,可随幼儿园统一进行。

家长应定期主动带孩子进行系统保健,如遇特殊情况应遵医嘱预约进行。

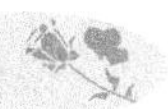

怎样做预防接种

人类与传染病长期斗争积累了丰富经验,其中预防接种是预防控制传染病最经济、最有效的手段,也是保护儿童健康的重要措施。我国实行有计划的预防接种制度,我国儿童在婴儿期已完成全部的基础免疫,大大降低了传染病的发生。

附录

疫苗免疫程序时间表

疫苗名称	年(月)龄												
	0月龄	1月龄	2月龄	3月龄	4月龄	5月龄	6月龄	8月龄	18月龄	18~24月龄	2周岁	3周岁	4周岁	6周岁
乙肝疫苗	√	√					√							
卡介苗	√													
脊灰减毒疫苗			√	√	√								√	
百白破疫苗				√	√	√				√				
白破疫苗														√
麻风(麻疹)疫苗								√						
麻腮风(麻腮、麻疹疫苗)										√				
乙脑减毒活疫苗								√			√			

续表

疫苗名称	年(月)龄													
	0月龄	1月龄	2月龄	3月龄	4月龄	5月龄	6月龄	8月龄	18月龄	18~24月龄	2周岁	3周岁	4周岁	6周岁
A群流脑疫苗							√	(间隔3个月)	√					
A+C群流脑疫苗												√		√
甲肝减毒活疫苗									√					

如何正确使用避孕套

小王和小张是刚毕业的大学生，早在大三时他们就确定了恋爱关系。他俩都是独生子女，在双方家长的催促下领了结婚证。女孩小张找到了一份称心如意的工作，想干出点样子再举办婚礼和生宝宝。那么避孕成了他俩的一桩重要的事。

避孕套是目前使用较多的一种男用避孕工具，是最常用的屏障避孕法，通过避孕套阻断精子和卵子的相遇而达到避孕目的，使用避孕套是近期不准备怀孕的夫妇不错的选择。早在欧洲中世纪，有些贵族曾经用动物盲肠制作的阴茎套进行避孕，然而真正意义上的避孕套则是在欧洲工业革命以后，随着橡胶工业的迅速发展才成为现实。

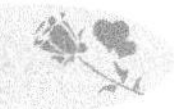

正确使用避孕套效果非常好，还可以预防性传播疾病，治疗自身免疫性不孕症；女性精液过敏症；并阻止男子包皮垢对宫颈组织的刺激，预防宫颈癌。

避孕套属于物理性避孕，无口服避孕药影响胎儿和婴儿之虞。目前我国生产的避孕套长度在19厘米左右，根据直径分为大、中、小三种型号分别是35毫米、33毫米、31毫米、特大号为37毫米。为了满足人们性乐趣，避孕套已从原来单一的乳白色，增加为紫罗兰色、红色、蓝色等。制作工艺上更是花样翻新，有颗粒型、螺纹型等。为了减少对快感的影响，随着工业工艺水平发展，薄型和超薄型也已问世。但是厚一些的避孕套可延长性爱时间，使双方都获得更充分的快感。

据调查，使用避孕套避孕1年非意愿妊娠率为15%，避孕失败者多与避孕套质量和使用不当有关。戴避孕套前检查避孕套是否过了使用期限；使用前应注意选用大小合适的型号，并用吹气法仔细检查避孕套有无破损、漏洞。戴避孕套前先将前端小囊内的气体挤出，然后将避孕套套在已经勃起的阴茎头上，小心向根部展开。射精后应在阴茎未软缩之前，用手按住套口，使阴茎连同避孕套一起从阴道内抽出，以免精液外溢。如果使用过程中发生避孕套破损或避孕套滑脱入阴道，应暂停性交，洗净手指，伸入阴道取出避孕套或女方立即取蹲位，使精液从阴道内流出来，并立即用干净软布蘸上肥皂水伸入阴道，洗出精液，或立即向阴道内注入避孕膏和外用避孕药，或采用紧急避孕措施如口服紧急避孕药，以免再发生意外怀孕。

国外根据物理屏障原理，采用高强度、伸展性好的热塑性多醚聚氨基甲酸研制出的女用阴道避孕套，对皮肤黏膜无刺激等副作用,适合对橡胶过敏的女性使用,但是,因使用步骤烦琐,至今不如男用避孕套普及。

新型宫内节育器

早在2 000多年前的古埃及,为防止骆驼在漫长的行进路途中怀孕,人们在骆驼的子宫内放置石子。罗马帝国时代性乱盛行时期,为了避孕曾将金属球等异物放进子宫内,这大概是最早的“节育器”吧。

门诊曾遇到一位初为人母的年轻妈妈,她说婚后不久就怀孕了,宝宝刚满周岁,仍在哺乳。上个月因意外怀孕做了人工流产手术,而近几年她不打算生二孩,因此前来咨询如何选择避孕方法。

宫内节育器是一种长效、高效、可逆、经济的避孕方式。我考虑她近年不准备怀胎生育,建议她采用新型宫内节育器。

随着科技的发展、工业的进步,现在新型的含铜和含药或两者兼含的宫内节育器,称为活性节育器。其形状各异,有V形,T形,花形如银丝环、合金环等,还有防止脱落的如吉妮环。我国在20世纪60年代初研发的不锈钢圆环因脱环率和怀孕率高,现已被淘汰。

新型节育器在宫腔内不仅通过局部组织对异物的反应,引起无菌炎症,机械地阻止受精卵着床,而且此类节育器可使胚胎不能生长发育。铜离子具有将精子头尾分离的作用,从而起到

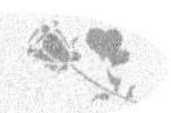

杀精和干扰受精卵着床的作用。不同含铜宫内节育器的形状不同，含铜的面积也不同。另有含有左炔诺孕酮缓释系统和含吲哚美辛的宫内节育器。含左炔诺孕酮缓释剂的节育器每天缓释20微克的左炔诺孕酮，抑制子宫内膜增生，影响受精卵着床。让宫颈黏液栓变得稠厚，不利于精子穿透，避孕效果更可靠。含吲哚美辛的宫内节育器主要通过缓释吲哚美辛，减少放置节育器可能出现的出血、腹痛等症状。

现在活性宫内节育器已广泛使用，因其脱环率低、带环怀孕少而备受育龄妇女欢迎，当前已成为我国女性主要的避孕方法之一，为一年以上无生育计划女士的最佳选择。如果近期有孕育计划，也可采用带尾丝的宫内节育器，尾丝留在宫口阴道内，取环更为方便。

常规放置节育器的时间是在月经干净3~7天；人工流产后或自然流产来过一次月经后；或顺产后满3个月。如果为剖宫产，需在产后半年上环。

如果放置了普通节育器或者含有药物的避孕环，例如曼月东，取环后来过一次月经，就可以考虑怀孕，不需要传言的避孕3~6个月。

新型宫内节育器是一种可复性避孕工具，长效、高效，避孕有效期长，一般为15年左右，不影响哺乳。个别人放置后早期可能有少量出血，需定期复查，观察节育器有无下移或脱落等情况的发生。

放置节育器前3天避免性生活、盆浴，以免感染。手术前1天洗澡（淋浴），手术当天清洗外阴，并携带卫生巾、护垫等必需用品，体温不超过37.5℃。

放环手术后休息 2 天,1 周内避免体力劳动;术后 2 周内禁止性生活和盆浴;术后按医嘱定期检查。

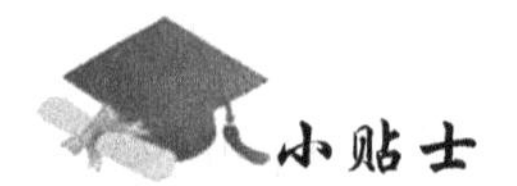

8 种人不能放置宫内节育器

有以下情况出现,不适合放置宫内节育器:

(1)严重全身性疾病。

(2)急、慢性生殖道炎症。

(3)生殖器官肿瘤。

(4)生殖道畸形。

(5)宫颈过松、重度陈旧性宫颈撕裂或子宫脱垂。

(6)月经过多、过频或不规则出血(左炔诺酮缓释系统除外)。

(7)铜过敏。

(8)感染性流产后。

(9)妊娠或妊娠可疑。

(10)宫腔<5.5cm 或>9.0cm(除足月分娩和大月份引产后)。

新型口服避孕药

在德国柏林举办的 2017 国际妇女健康大会的报告显示,口服避孕药已成为世界排名第三的避孕方式,像德国使用率已达 40%以上。但是亚洲国家的使用率低,中国仅有 1.4%,究其原

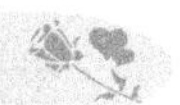

因是口服避孕药均含有激素,我国老百姓对激素的恐惧感使然。

因为人们对避孕药中的激素缺乏认识,“谈激素色变”。治疗肾炎和其他免疫性疾病如红斑狼疮的是糖皮质激素,长期大量服用会发生牛肩背、满月脸、肥胖、骨质疏松甚至引起股骨颈骨折。目前新型避孕药中所含的雌激素和孕激素均为甾体激素,此激素非彼激素,是非糖皮质激素,为人工合成的复方微量的口服药品,模拟了月经周期的自然状态和规律。避孕药中的甾体激素,可称为“天然避孕药”,避孕率极高,超过99%。特别是第三、第四代产品,避孕效果更好。而且其中少量雌孕激素可缓解痛经、调节月经周期,甚至患者服用后,皮肤变得光滑,青春痘也没有了,身材都感觉苗条。所以此类避孕药还可以治疗某些疾病,如子宫异常出血;子宫内膜异位症;改善多囊卵巢综合征患者的痤疮、多毛症;治疗原发性痛经;缓解经前期紧张综合征,如腹胀、乳胀、水肿等,以改善更年期症状,预防绝经后骨质疏松等疾病。口服新的避孕药不仅不会影响性欲,而且不少妇女服用后宫颈腺体分泌旺盛,阴道湿润,白带增多,还可以改善性生活。

目前我们所说的新型避孕药通常是指复方口服避孕药,它的优点是代谢快、短效,会让卵巢短暂休息,防止卵巢早衰。使用时需要每天坚持服药,但是,对于有癌前病变、内分泌疾病、哺乳期或者年龄大于35岁的吸烟妇女禁用。

产后哺乳的女性6个月之内不建议使用复方口服避孕药。因其是复方雌孕激素的合剂,会影响乳汁质量。而产后不哺乳的女性21天内不宜使用,因为可能增加发生血栓的概率。

雌激素会引起的水钠潴留,初服避孕药的女性会出现轻微水肿，以至于有“避孕药使人发胖”的说法，一般服用一段时间水肿即可消失。现在改良后的避孕药屈螺酮可以排钠保钾，消除了雌激素这一影响。

短效口服避孕药是安全的，避孕药发生反应一般在半年内，随着人体对激素的适应，半年后激素水平稳定，可以一直服用到绝经期。如果想怀孕，可以马上停药，停药后就可以正常怀孕，甚至比不服药女性更容易怀孕。如果服用了常用的短效复方口服避孕药，例如妈富隆、优思明等，停药后来过一次月经，就可以考虑备孕。

紧急避孕药

有天我刚上班，门诊就来了一对年轻的情侣，心事重重，满脸愁云。经询问方知道他俩刚刚找到一份工作，暂时不打算结婚生子。昨天晚上两人小别重逢，一时把持不住，发生了性接触，因没有戴避孕套，又在“危险期”，害怕怀孕，不知该怎么办？

紧急避孕是指性交后72小时内，女性为防止非意愿妊娠而采取的避孕法。紧急避孕可以采取子宫腔内放置宫内节育器的方法，但必须在房事5天（120小时）内，效果确切，但不太适合这对年轻的情侣。

一种紧急避孕药主要成分为孕激素，一次摄入的孕激素是短效口服避孕药的10倍，口服大剂量的孕激素，容易导致女性内分泌紊乱，如点滴出血、月经不规则等月经周期改变。

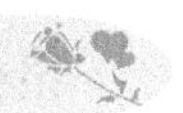

另一种紧急避孕药是米非司酮,用于无保护性交后120小时内紧急避孕。米非司酮可以通过影响下丘脑-垂体-性腺轴的功能,从而干扰卵泡的形成,胚胎的植入及发育,所以对月经影响最小。只需要服一片,避孕效果在99%以上。但是,由于大剂量米非司酮有抗皮质激素作用,长期反复服用,可导致患者肾上腺皮质功能低下,从而产生皮肤色素沉着,全身不适、无精打采、乏力倦怠、食欲减退、头晕和体位性低血压等症状,影响工作及生活。

目前临床最常用口服紧急避孕药如“毓婷”,20世纪90年代开始用于紧急避孕。毓婷的主要成分为单方孕激素左旋炔诺孕酮,每片0.75毫克。最晚于房事后72小时内服用第1片,在12小时后服第2片,服药越早越好,避孕效果98%以上,如服药后2小时内出现呕吐,将药吐出,应补服同等剂量一次。

紧急避孕虽然有效,但不宜重复或频繁使用,早期反应为恶心、呕吐、头痛、乳房胀痛、眩晕及疲劳等,通常24小时内可自行缓解。若长期反复服用紧急避孕药,可能出现子宫异常出血,出血时间和出血量不可预测,有些患者可能大出血。其他不良反应有不孕、卵巢囊肿、子宫内膜息肉、闭经和卵巢早衰等。

另外,反复使用紧急避孕药还会增加今后紧急避孕失败概率。不得已使用紧急避孕药后,应立刻开始使用新型口服避孕药,如口服、皮贴、阴道环等,以及宫内节育器,严格避孕措施,以免再次意外怀孕的发生。

使用紧急避孕药每年不超过两次,每月只能服用1次。

皮下埋植避孕

皮下埋植避孕是一种长效、安全、可逆的避孕方法。皮下埋植避孕因血液浓度低，有效率高，受到发达国家的青睐和联合国世界卫生组织推荐。我国在20世纪末曾一度推广使用，因为植入和取出均需妇科、外科专业人士操作，且需植入避孕软棒3枚以上，影响了埋植避孕技术的推广。

现在依托孕烯单根埋植剂软棒，置于女性手臂内侧，将含有一定剂量的孕激素避孕药缓慢释放，可长效避孕，植入24小时后即可开始起到避孕效果。皮下埋植在产后6个月便可放置，已经在国内上市，是一种长效、安全和可逆的避孕方法。其植入皮下后长期缓慢地释放低剂量避孕甾体激素，可改变女性体内激素平衡，血药浓度低，有效率达99.9%。适合生殖道器官畸形，如子宫纵隔、双子宫等不适合采用宫内节育器的女性。

皮下埋植避孕管的数量减少和质量提高，将有助于皮下埋植避孕方法的推广和发展。

阴道避孕环

大约4 000年前，古埃及人把石榴籽与蜡混合，制成一种小

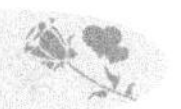

型栓剂放在阴道中避孕。石榴籽含有天然雌激素，有抑制排卵的功能，这与现代避孕药原理相仿。

最近复方阴道避孕环 NuvaRing 已经在美国上市，可以由使用者自行置入阴道内，每月只需放置一次，药物直接经阴道黏膜吸收，进入血液，抑制排卵，并避免了肝脏的首过效应。药物的总量低，且不用担心运动导致环脱落。大量的临床试验及临床观察都充分验证了它的优点，即有效率高，副作用小、使用方便。这种避孕环即将进入我国市场，使避孕这件事变得更加简单而易于推广。

什么是安全期避孕

安全期避孕是不用任何工具、药物的避孕方法，又称自然避孕法，其优点是符合性生活自然感受，缺点是如果安全期掌握不好，避孕失败率较高。

什么是安全期？首先要弄清女性排卵日和排卵期。正常月经周期是 28 天，对于月经周期规律的妇女，一般在下次月经来潮前 14 天为排卵日。女性排卵日前后 5~6 天为排卵期，排卵期在两次月经中间，在排卵期有性生活，女性都可能受孕。安全期就是从月经开始那天算起 7 天之内及下次来月经前 8 天内。有人总结“前七后八”，比较容易记住。

正常女性的基础体温呈周期性变化规律，女性在排卵前的体温低，排卵后升高，并一直持续到月经来潮前开始下降。宫颈黏液是由宫颈管里特殊细胞所产生，其分泌量和性质也随着月经周期的变化发生变化。育龄女性在排卵期白带增多如蛋清状，黏稠度小，滑润且富有弹性，用拇指和食指，从阴道口取黏液观察，手指上的黏液做拉丝反应，有时可达 10 厘米以上。卵巢排卵后宫颈黏液又变少而黏稠，成为不易受孕型宫颈黏液，这些知识可作为安全期避孕时借鉴。

安全期避孕的关键在于避开排卵期，无论采用月经周期推算排卵期，还是采用基础体温、白带性状观察，预测排卵期和排卵日，其失误率都很高。如果将以上测定方法结合起来使用，可能会提高避孕成功率。

一般情况下，一个月经周期会有一个卵泡发育，但是在临床上，有 5%~11%的人每个月经周期中可能有 2 个卵泡同步发育或先后发育。每个人精子和卵子的生命力差别很大，精子和卵子成活的时间差异也大，有的精子能存活 24~48 小时，但有的时候也有可能存活 3~4 天，女性排卵日提前或延迟跟人的心情、天气等许多因素有关，年轻的情侣，久别的夫妻受情绪的影响，排卵期有时会“即兴发挥”。所以意外怀孕在所难免，所谓安全期不安全之说不无道理。据统计，安全期避孕法使用一年的非意愿妊娠率高达 25%，因此，安全期避孕只是不愿意上避孕环，服用避孕药和戴避孕套者的一种选择。

 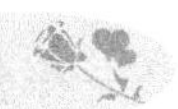

体外射精避孕法不可靠

体外射精是指男女性交过程中,男方即将射精时立即抽出阴茎,将精液排到女性体外,以达到避孕的目的。

从生理上讲,将精液排在体外,精子没有机会进入女性生殖道,不可能与女性卵子相遇受精。但是,谈何容易,谁能保证把持得那么好。事实上,男女在性交进入高潮时,激情时刻可能已有少部分精液进入阴道内。而且前段精液里的精子都是高密度、高活力的"先锋部队",受孕概率较高,其避孕失败率为18%。

体外射精思想紧张,分散注意力,一反性生活之常态,影响快感,长此以往,会发生男女性功能障碍,如男性早泄,女性性冷淡。

男女绝育术

绝育方法主要有女性输卵管结扎术和男性输精管结扎术。男性输精管结扎较女性输卵管结扎简单易操作,但男性对手术紧张情绪更大。客观上,动员男性输精管结扎比动员女性输卵管结扎困难得多。早年输精管黏堵术曾风行一时,但因输精管穿刺技术要求高,不宜推广。腹腔镜下输卵管结扎术比传统小切口输卵管结扎术更先进,创伤性更小,而且更加安全。但是,腹腔镜手术费用较高,不为大众所接受。

避孕失败后有哪些补救措施

避孕失败后的补救措施有人工流产术和药物流产。

1. 人工流产术　包括负压吸引术和钳刮术。

(1)负压吸引术:适合妊娠10周内要求终止妊娠者,各种疾病急性期、全身状态差、生殖道炎症、体温在37.5℃以上者为手术禁忌,手术可在全身麻醉下进行。

(2)钳刮术:适合妊娠10~14周,其余同“负压吸引术”。

(3)人工流产的并发症有人工流产综合反应、吸宫不全、生殖系统感染、子宫穿孔、宫腔粘连、漏吸或空吸、术中出血、羊水栓塞等。

2. 药物流产　适合妊娠49天内,年龄小于40岁的健康女性,人工流产高危因素如瘢痕子宫、哺乳期、宫颈发育不良、严重骨盆畸形、多次人流史、不接受手术流产者。所用药物为米非司酮配伍米索前列醇,完全流产率90%以上。不良反应:消化道症状、宫缩痛、出血、感染。药物流产必须在有抢救条件的医疗机构进行。

第五章　健康性生活

性，远不是幸福生活的全部，但没有性生活则可能索然无味。古人云“食色、性也”（《孟子·告子上》）。人类社会的延续离不开性。性既是个人的，也是社会的，“性”可以是欢乐之源，同样也可以是痛苦之根。性的美和爱也是需要学习的，正像一切优雅和美好感受都需要勤奋学习方可掌握。性的学习不只是性的技巧，性的圣美之花必将开放在宽广深厚的爱之土壤。

新婚之夜发生的意外事

阴道出血

妇科急诊收治了一个身材瘦小的王姓姑娘，同房时发生阴道出血入院。经妇科检查，发现阴道后穹窿部破裂出血。经询问，小王来自农村，在郑州读大专，快要毕业时，结识了男青年小闫，两人很快坠入爱河。周末小王到小闫家，情不自禁第一次发生了性关系。由于小闫动作过猛，小王一阵疼痛后发生了阴道出血。

性交时阴道出血，多发生在性交器官发育不好的女性，有的女性处女膜过厚，性交时被突然撕开，发生阴道出血。处女膜坚韧者，只需简单的手术切开即可。初夜时处女膜破裂后，有少量出血是正常的，应停止性生活5~6天，待破裂伤口愈合，防止感染或再次出血。也有的是阴道先天性畸形，如阴道纵隔、阴道横膈；阴道横膈发生破裂出血要立即到妇科就诊，在麻醉下缝合止血，千万不要不好意思就医。

阴茎系带出血

小许在医院的后勤部门工作，谈了个朋友，有天周末女朋友到家里玩，初次发生了性关系，阴茎进入阴道时有阻力，阴茎系带处破裂出血。

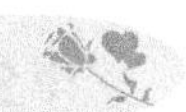

阴茎系带是阴茎腹部连接龟头与包皮的很薄的一束组织，有的人阴茎系带短且薄弱，阴茎勃起时张力增加，容易发生撕裂出血，特别是在因处女膜肥厚阴茎插入有困难时发生。一旦发生出血时应立即停止性交，出血较多时应立即到医院进行缝合止血，以免发生系带断裂和感染。首次性生活发生困难时，不要强而行之，要及时就医。

性高潮缺失

新婚性高潮缺失好发生在有婚前性行为的人，因为婚前性行为多在私密中进行，充满着好奇感和神秘感，很容易达到性高潮。结婚后这种特殊环境中产生的新鲜感和神秘感消失了，反而难以达到性高潮。但是，这种性高潮缺失是暂时的，会在婚后性经验不断积累过程中得以改善。所以，把初夜交给结婚时，带着这种神秘感进入新婚将更加美妙。

精液过敏症

有极少数女子在初次性交后出现全身水肿、听力下降、咽喉水肿、声音嘶哑、哮喘、虚脱等轻重程度不同的过敏反应。为避免女性精液过敏，应暂停性交一段时间，或者性生活时要戴避孕套，口服抗过敏药物如氯雷他定等，多数人半年后症状会消失。

房事晕厥症

新婚之夜，狂热接吻，紧紧拥抱，颈动脉窦受压，血压下降，面色苍白，虚脱，会出现短暂性交晕厥症。或因新婚夫妇强烈冲动，狂热的性行为，引起交感神经兴奋。一旦出现上述情况，都应立即停止性交，使之平卧，头偏向一侧，用手指按压合谷穴，症状多能自行缓解。

肋骨骨折

性交时男方拥抱过紧压迫女方胸部造成肋骨骨折，一般为不完全性骨折，不会发生移位。肋骨是扁骨，红骨髓，愈合快，停止胸部挤压数周后骨折即会愈合。

“蜜月热”

“蜜月热”是指新婚引起的女性泌尿系统感染，如尿道炎、膀胱炎、肾盂肾炎。其临床表现为尿频、尿急、尿痛、腰酸疼痛，严重者可有发热、乏力、倦怠。因为女性尿道距离阴道口很近，且女性尿道相对较短，尿道口内两侧尿道旁腺聚集大量细菌，加上新婚房事频繁，性交时易将分泌物带入尿道口，引起上行感染。女性泌尿系统感染的概率高于男性。

新婚外出游山玩水会给蜜月留下美好记忆，是件十分惬意的事。但是旅途中风尘仆仆，舟车劳顿，生活不规律，身体抵抗力下降，容易感冒受凉。新婚燕尔，必然过度亲密，感染的机会自然增多，所以，“蜜月热”特别好发于旅行结婚人群。若旅途意外怀孕，流产率增高，不利于优生优育。

性爱不只是为了生儿育女，也是双方追求的性快乐和性满足。新婚夫妇应学习了解性文化知识，在性爱中寻求双方的满足和快乐，获得和谐、美满、幸福。

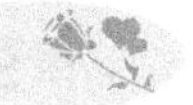

和谐性生活对健康有利

据美国对9万多名女性的性生活长期追踪调查后发现，凡是性生活规律和谐的人性格乐观开朗，为人较为合群，生活更有乐趣。性生活可使人身心放松，充分体验亲情和幸福，消除冷漠，健康的性生活可以使夫妻情意融融。

性爱时温柔的抚摸和肌肤的接触，刺激感觉器官，兴奋神经系统释放内啡肽，提高疼痛的临界点，是最好的止痛剂，可缓解各种肌肉、关节、头部等疼痛，可放松心情，减轻肌肉紧张。性生活可以加速全身血液循环，增强人的免疫功能。

在性生活过程中随着上下肢、腰部、臀部的活动，使相应的肌肉韧带得到锻炼，肌肉更壮实，肌腱更强健。任何一种体育运动都会使男性睾酮增加，睾酮不仅维持性欲，而且促进骨骼和肌肉发育。性生活能量消耗大，近似于减肥运动。性高潮时前列腺液疏通前列腺，对前列腺健康有益。

女子性欲与体内雌激素水平密切相关，女子雌激素在每个月经周期中的分泌水平呈周期性变化。月经周期的中期即月经前14天左右和月经来潮前几天雌激素水平增高，此时易激发性欲。月经刚过的几天雌激素水平下降，性欲也低。而男子的雄激素的分泌比较恒定，而且强烈，性欲容易激发，性行为多是男子一方主动行为。男子性感部位集中在性器官，一般2~6分钟即可达到高潮，射精后性欲迅速消退进入不应期。女子性兴奋发展相对缓慢,达到性高潮时间一般需要 8~10 分钟,有时会更长。女子性感部位较为分散,所以女子性欲表现复杂而广泛,除性器官外,身体其他许多部位也是性感区,如口唇、乳房、乳头、阴蒂、阴唇等。

男子要了解和掌握女子的性兴奋的特征,女子只有达到一定性兴奋后,才有性交的欲望,不可急于行事。注重性前嬉戏、爱抚、亲吻、轻抚女子乳头、阴蒂,带领女子进入状态。女子一旦出现性高潮,消退也明显慢于男性,此时男子要注重性事后的爱抚,如情话绵绵,耳鬓厮磨。

女子并非每次性生活都能达到性高潮,特别是第一次性交出现性高潮的女子很少,不少女性往往在生育后性生活才出现性高潮。所以,夫妻性生活时男子要有耐心,不可草率行事,房事后倒头便睡是不可取的。

女性性冷淡

性冷淡是女性最常见的性功能障碍。性冷淡是指性欲低下或无性欲,甚至厌恶性生活。绝大多数性冷淡是心理因素造成的,常发生于产后哺乳期。女子性欲低下或虽有性欲但不能进入性高潮,也不能得到性满足,慢慢地失去了性生活欲望,形成性冷淡。

有的女子自幼受家庭礼教的束缚,对性交往往有罪恶感,缺乏正确的认识,把夫妻间的性生活看作是卑鄙、下流、淫秽行为。

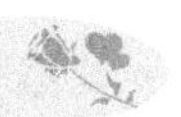

把白带、月经及丈夫的精液看成是脏东西。或者因婚前有过性创伤的经历，受过不良的性刺激，心理的阴影没有完全摆脱；或者性交时男方动作过于急躁、粗暴引起性交痛；或担心避孕失败意外怀孕，导致女方对性生活产生恐惧和厌恶；使大脑的性欲中枢受到抑制。少数是因婚前有过长期手淫习惯，正常性交无法满足女方性要求，必须有强烈性刺激才有快感。有的女方身体虚弱，以及婚后两情不悦，没有情感，缺乏情趣无法唤起女方性欲，即使性交也难以出现性高潮。

有的是因为性交时或性交后引起女方外阴不适或疼痛，如果是初次性交时处女膜破裂和阴道从未有过的扩张引起的不适，往往新婚一周后症状就会消失。也有的初次性交给女方留下不良印象，出现性恐惧而焦虑不安。更有甚者出现反射性肌肉紧张，甚至两腿交叉并拢，拒绝性交。

两性相悦才能相合，才能激起女方的性欲，女方一旦出现性冷淡，丈夫要用充足的时间做好性交前的嬉戏、爱抚，要温柔体贴。性冷淡的女性应学习性知识，适当参加一些有趣的文体活动，增强体质，摆脱焦虑和恐惧。也可以外出旅游，改变做爱的环境，会取得意想不到的效果。

出现上述情况，男子不要急于行事，要关心体贴妻子，如温存亲吻、拥抱、说悄悄话。在丈夫的爱抚下，使女方心理慢慢放松，充分唤起女方性欲。丈夫动作要轻柔、缓慢，控制延长射精时间，使夫妻同步进入兴奋期。有这样几次满意的性交，让女方充分体验和饱尝性生活的快感，抗拒性交的心理防线便不攻自破。

美国食品药品监督管理局(FDA)在2015年8月底批准了

增强女性性欲的一种药物——“伟姐”,其成分为氟班色林,商品名 Addyi,主要通过改变大脑的感觉获得性感。服用方法与伟哥不同,不像伟哥那样事前服用一次。而是要每日服用,连续服用一个月,因为女性的性欲受许多因素制约,如情感、家庭生活、个人经历、工作等影响,伟姐的效果不如伟哥对男性性欲的作用明显。

性交时的少量出血可能见于阴道炎、阴道息肉、子宫颈炎、子宫颈癌等,要及时检查治疗,以免造成心理负担引起性冷淡。也有少数女性性交困难是因为处女膜过于厚韧,难以撕裂,疼痛剧烈。处女膜闭锁的患者应及时手术治疗,切开处女膜是个很小的简单手术。如果有阴道横膈、阴道纵隔,也可行手术治疗,先天性阴道狭窄者可采取阴道扩张治疗。先天性无阴道的患者需要行阴道成形术。

女性的“第二春”——围绝经期(更年期)

一位 50 多岁女士坐在我的诊断桌旁诉说她的痛苦,“近来总是感到心烦、心慌、潮热多汗、爱发脾气,爱人也说我变了个人。”我问她月经有无变化,她说:“过去一向月经很准时的,近 5 个月月经提前,经期延长。”我告诉她,这是女性更年期前的正常表现,大部分更年期障碍患者 1~3 年后症状会逐渐消失。女性应如何度过更年期这个多事之秋呢?

对于步入人生“金秋”的女性来说,更年期应该并不陌生。

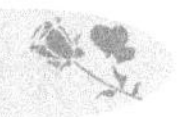

更年期是女性生理功能从性成熟期逐渐进入老年期的过渡时期。我国妇女平均绝经年龄为49.5岁，80%在44~54岁，近年来更年期有提前趋势。1994年世界卫生组织（WHO）提出废除“更年期”这一术语，推荐采用“围绝经期”。围绝经期是指从卵巢开始衰退直至绝经后1年内的时期。大约有2/3更年期女性受到困扰，出现一系列围绝经期的症状，妇女围绝经期最初的征兆是月经紊乱、闭经。如莫名其妙的烦躁不安、紧张、易怒、抑郁、悲观，不期而至的潮热、多汗，反复出现的夜不能寐及记忆力减退、头晕、多疑、多虑、心慌等症状，严重者可导致高血压、精神异常。

为什么女性会出现更年期症状呢？这得从头说起。女性的卵巢分泌激素包括雌激素和孕激素，从而维系女性的风韵和生儿育女的天职。卵巢激素的分泌受脑垂体控制，脑垂体受间脑即下丘脑指挥。如果将人的间脑喻为女性内分泌的总司令部，那么卵巢则为第一线的士兵。当指令传至卵巢时，卵巢会努力工作，分泌出大量的激素，女性因此会变得更加妩媚。到了围绝经期，卵巢的功能即将衰退时，下丘脑传出刺激通过脑垂体传达分泌激素的指令，卵巢无法完成任务，间脑和脑垂体周围会出现充血现象。人的自主神经中枢位于人的下丘脑、脑垂体部位，所以自主神经中枢也会产生兴奋状态，引起自主神经失调，出现上述更年期的一系列症状。

更年期综合征可采取雌激素替代疗法，即对更年期女性使用一定剂量合成或天然的雌激素，以补充由于卵巢功能衰退而造成的自身雌激素分泌不足，纠正更年期女性内分泌失衡，解除女性更年期障碍的诸多症状。因此就有了“服用雌激素药物，保持青春,永不衰老”的说法。但是,过多地强调用雌激素维持女性生理状态的作用,而忽略了其致乳腺癌和子宫癌问题是不谨慎的。需要在医生指导下进行,应警惕乳腺癌、子宫内膜癌等疾病的发生。所以说,雌激素治疗更年期障碍,实际上是把“双刃剑”,对更年期障碍的女性使用好这把“双刃剑”才是安全可靠的。

临床已经证实在完善的随诊观察下,小剂量的雌激素替代疗法致癌的危险性已经降至很小,乳腺癌和子宫癌的发病率并不比未服药人群高多少。因此认为替代疗法应因人而异,部分更年期症状严重,且有家族性心脑血管病倾向及骨质疏松症的女性患者,可在专科医师指导下采用替代疗法。但是,雌激素替代治疗之前,要对子宫、乳腺等器官进行系统检查,治疗过程中还须定期随访。使用剂量和期限也须因人而异,通常服用一段时间后改为小剂量服用为宜。近年来研究证明,雌激素加孕激素可大大降低致癌性。中医中药对女性更年期障碍的治疗积累了丰富的经验,可明显缓解女性更年期症状。

雌激素衰退是引起女性更年期障碍诸多症状的重要因素,但不是唯一因素。不同职业和文化背景的女性尽管雌激素衰退程度相同,但更年期的症状迥异。更年期症状的轻重与女性价值观、受教育程度、社会认同感,甚至与经济收入都有关。大约1/3的女性会静悄悄地度过更年期。

围更年期女性要学习更年期的保健知识,有一定的思想准备。更年期女性要增强自我调节,保持心情舒畅,处理好夫妻、母子(女)、同事、邻里关系。周围的人特别是她的丈夫应关怀、理解更年期女性的特殊情况,关心呵护她,使她平稳度过这个多事之秋。

绝经后女性因体内雌激素水平急速下降,会导致骨量丢失加速。在绝经后的 5~10 年,可能丢失全身骨量的 30%~50%。绝经 20 年以上者可高达 53.62%~57.89%。一般年龄越大,骨质疏松症的发病率越高,50 岁以上的人群中,其骨质流失的速度会更快,极易引起骨质疏松症。女性发生骨质疏松性骨折的比例高达 1/3,也就是说每 3 个女性中就有一位可能会发生骨质疏松性骨折,通常为男性的 2 倍,骨质疏松症发生率甚至超过了心肌梗死和脑梗死。由此可见,绝经后骨量丢失明显快于骨形成,对于 60 岁以内或绝经 10 年之内的绝经后女性,雌激素治疗不仅有助于改善潮热、多汗、烦躁等更年期症状,更有利于骨质的保留,预防骨质疏松症。比较常见的药物有雌激素、双膦酸盐类药物和降钙素。参加休闲娱乐活动,增强体质,常晒太阳,多吃奶类、钙类食品补充钙和维生素 D,能有效预防骨质疏松症。

大多数女性都曾经历过少女时的青春洋溢,步入婚姻殿堂时的美满温馨,初为人母时的骄傲喜悦。随着时光的流逝,少女逐渐长大成人,又慢慢地进入更年期,这是女性一生不可逾越的过程。随着我国人均寿命的延长,女性更年期之前通常只是走过人生 2/3 的路程。在熟女期长达 1/3 的生命旅程中,女性已结束了月经来潮的烦恼,摆脱生育羁绊,回归家庭二人世界的温馨阶段,更好地享受更年期之后漫长的“熟女期”。保持与配偶性和谐的连续性,保持身体和精神的健康,白头偕老,享受女性“第二青春”的美好时光,才是女人幸福的一生。

“最美不过夕阳红,温馨又从容……”

女性性器官保健

一个穿戴得体,仪表大方的老年妇女走进我的诊室,她说:"我已经60多岁了,5年前结发丈夫去世,经人介绍一位心仪的男士走进了我的生活。他已经70岁了,但是性功能仍然很好,我们房事时,都是因为我感到疼痛而被迫停止,我很内疚,我还能恢复性生活吗?"

性器官保健是提高中老年特别是老年女性生存质量的问题,由于女性的生理特点,生殖器萎缩较男性早且显著。女性寿命一般大于男性,女性到了更年期通常只是走过人生的2/3,对于以后长达1/3的生命旅程,这不仅是再婚老年女性如何恢复性生活的问题,也是对于所有老龄夫妇自身的健康快乐,以及与配偶保持性和谐的连续性的问题,是白头偕老晚年幸福的问题。

更年期后的女性受雌激素水平下降的影响,会引起渐进式女性生殖器的萎缩。外生殖器分泌物减少,干涩、瘙痒,以及会阴部皮肤和肌肉弹性差,甚至阴道萎缩不能容纳二横指,必然会对性生活造成影响。性唤起发生障碍的个体差异很大,女性随着年龄增长,不少女性40岁之后便出现性欲下降。但是,这仅仅是表现其孕育能力的结束,并不能表示性生活应到此结束。再者,女性生殖器萎缩的进程特点是内生殖器萎缩早于外生殖器,而且,外生殖器萎缩是从阴道口开始的,再由外向内逐渐发展。生殖器萎缩的进程除与卵巢内分泌功能有密切关系外,还

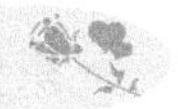

与个体体质、健康状态、文化素质、精神因素及社会环境等因素相关，个体差异很大。

据300例老年女性调查显示，年龄在55~56岁，性生活困难者50%以上，能进行正常性生活者不足50%，其中可达性高潮者仅为6%；阴道分泌物减少，干涩，疼痛，会阴部肌肉和皮肤弹性差者达85%；阴道萎缩不能容纳二指者占15%。王淑范教授经过十余年的临床实践探索，在性交痛的病名基础上增加了性交不适的病名。王淑范教授对待重启性生活的患者提出了三阶段疗法。

第一阶段：消除症状。外阴涂抹润滑剂如洁娜霜，一般10天为1个疗程，1~2个疗程即可达到触摸无痛感。

第二阶段：恢复性功能。随着炎症消退，自觉症状减轻，即可辅以手指自慰，或使用合适的成人器具用品对阴道口逐步施加张力，使其逐步恢复弹性和顺应性。这样的训练方法一般经过2个疗程，无任何痛感时即可重启阴道性行为。

第三阶段：巩固提高。新生的黏膜和皮肤还比较细嫩，久违的性活动容易使其发生损伤，建议女性与男伴性生活前在龟头、阴道口涂抹霜剂。

实践证明，希望重启性功能的患者通过系统治疗可以取得满意的效果。王教授从中得到启发，将这种方法提前到围绝经期进行。针对这种以性器官为对象的预防保健观点和措施，王教授提出了“女性性器官保健”的新理念。

什么是植物雌激素

大量科学研究证明,雌激素在骨代谢过程中起着十分重要的作用。当雌激素水平降低时,成骨细胞所接受的刺激减弱,骨形成及骨吸收失去平衡,造成骨细胞的丢失,这是女性绝经后发生骨质疏松的病理变化过程。对于成年女性而言,应在补充钙质、维生素 D 的同时,注意维持体内雌激素的水平才能更好地预防骨质疏松。

我国女性骨折发生率随着年龄的增长而增高,女性骨质疏松的发生率高于男性。一般情况下,女性绝经期后 5~10 年的时间里,脊柱骨量每年平均丢失率为 6%~8%。骨质疏松是一种复杂的退行性疾病,涉及年龄、激素、生活方式、运动、营养、遗传和环境因素。为了减少骨折、脊椎弯曲、驼背,维护成年女性的健康,应早做预防。

雌激素的来源可以包括 3 个方面,如人工合成、从自然产物中提取、富含雌激素的食物。植物中存在的雌激素主要有两种类型,一种是异黄酮,另一种是木脂素。异黄酮主要存在于豆类、水果和蔬菜中,其中黄豆不仅富含异黄酮,而且经济实惠。每天选用各种不同的豆制品如豆腐、豆浆等,都是从饮食中易摄取植物雌激素。此外还有木脂素,它主要存在于豆类、小麦、茴香、葵花籽、洋葱等植物中。中药中的黄连、白术、黄芩、阿胶、茯苓、地黄也有类雌激素的作用。

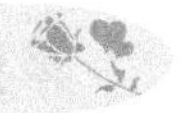

近年来研究提示，来源于自然界的提纯产物和食物都是比较安全的补钙选择。植物雌激素与药物雌激素有所不同，它具有双向调节的平衡作用。当人体生理雌激素不足时，植物雌激素也具有替代作用。既避免了有害作用，又能保证机体的正常生理需要。当人体内雌激素较高时，大豆异黄酮则有抑制雌激素的效果。作为天然植物雌激素类物质，尽管它不能完全替代药物雌激素，但是，对雌激素活性产生一定的作用。大豆异黄酮除了具有预防骨质疏松、乳腺癌的作用外，还可缓解女性更年期症状和预防心血管疾病。大豆异黄酮的安全性高，一般不需要检测体内雌激素水平就可以服用。

研究表明，因为大豆异黄酮会很快从血浆中消除，所以临床毒性也非常微弱。让女性分别口服 4 种剂量(2 毫克/千克、4 毫克/千克、8 毫克/千克和 16 毫克/千克体重)的大豆异黄酮，当剂量浓度为正常饮食日常摄取量的 2~3 倍时，不会导致体内异黄酮的过量蓄积。当大豆异黄酮的日添加量为 80~90 毫克时，对骨丢失具有显著的保护作用。每天食用 20~30 克大豆就可以获得充足的大豆异黄酮。因此，对成年女性，适量补充大豆异黄酮等植物雌激素类物质，尤其是对预防更年期女性骨质疏松具有一定的作用。食物中大豆异黄酮的作用强度比人体雌激素要小很多，常吃豆类，不会导致妇女乳腺癌和儿童的性早熟，世界上没有什么比食物更能给人带来安全感。

手淫究竟是有害还是无害

手淫是青少年中最普遍的一种性行为,手淫是指用手或其他器物刺激阴茎勃起,产生性快感并发生射精的过程。我国调查资料表明,86%以上的青少年有过手淫的经历。正常男性自12~13岁青春期开始,就逐渐具有了性能力,但距离结婚年龄至少还有10年以上的时间,这期间没有正常性生活,而手淫成了他们主要的发泄方式。婚变、离异或长期分居的青壮年男子,也面临着同样的问题。手淫本身是以达到性快感为目的,属于正常性宣泄的途径。女性手淫多是直接刺激阴蒂、小阴唇或乳房,引起性兴奋和性高潮,医学上称为自慰。

我国古代医学家对手淫持否定态度,民间有所谓"一滴精,十滴血"的传言,认为手瘾"损耗精气"。世界上有些民族把手淫看成一种"肮脏的""罪恶的"行径,那么手淫究竟是"有害",还是"无害"呢?

有人将手淫称为"自我发泄性欲的自慰行为",是"没有配偶的房事"。偶尔手淫(每月不超过4次),对身体无害,甚至自慰还有许多难以想象的好处。对于某些特定的人群,如夫妻分居、残疾人、丧偶者、性病患者等,手淫是无害的性行为。它可以宣泄男人过剩的性能量,能缓解紧张情绪,而防止性犯罪。女性有节制的手淫可以让其性要求得到自我满足,性紧张得以解除,性能量得以释放,所以男女一般的手淫行为不会影响婚后的性

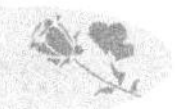

功能和生育能力，不必自责和内疚，不必由此招致精神上的懊恼，陷入无法控制手淫与内心负罪感的矛盾之中。

有些男女青少年沉溺于色情的梦幻中，频繁手淫，不能自拔，手淫成了一种反常的性行为。手淫往往是在隐蔽的环境下进行的，男性手淫者追求的是射精那一刹那带来的极度快感，手淫时心理状态是期盼尽快射精，久之形成了快速射精的习惯。将来真正与配偶进行正常性生活时，很容易出现不应期延长、不射精、早泄等射精功能障碍或勃起功能障碍，造成夫妻性生活不协调等问题。有些女孩常为自己少年时期养成的手淫习惯而懊恼自责，担心影响日后的性生活，甚至认为有了手淫的经历，自己再也不是处女的忧虑。手淫对性器官的刺激往往比正常性生活要强，所以手淫成癖者即使婚后有了正常的性生活，对手淫仍欲罢不能。曾有位咨询者告诉我，为了怕妻子知道自己手淫，往往夜晚趁上厕所时手淫射精，有负罪感，十分愧疚，但又不能克制，造成心理负担。

男性在手淫时生殖泌尿系统充血，长久手淫抵抗力下降，病原微生物易引起生殖泌尿系统炎症，如前列腺炎、精囊炎、尿道炎等。女性外尿道口距离阴蒂和阴道近，不洁手指、器具、衣物刺激会阴时，很容易接触尿道口引起损伤或感染，如尿道炎、阴道炎等。手淫过度频繁和婚后性生活过度，对人体的耗损不仅仅是简单的精液，蛋白质的流失。性反射的过程是全身许多系统参与的综合反应，是一次较为剧烈的全身运动。由此可见，长期无节制的手淫，将会出现中医所说的“耗损精气”，引起肾亏病症。青少年手淫一旦形成习惯，就像成瘾似的难以控制，沉湎其中不能自拔，影响了学习和上进的心理追求。一方面他们自知手淫可能会影响身心健康,但又难以戒除,从而陷入焦虑、内疚的思想矛盾之中,久之会造成神经衰弱,从这层意义上看,手淫不能说绝对无害。根据以上分析,我们可以得出结论:手淫是在无性生活时宣泄性能力的正常渠道之一;适度为之应无大碍,不必谈虎色变,但不宜形成习惯,不宜无节制地反复进行。我国著名泌尿专家吴阶平教授对手淫的看法是:不以好奇去发生,不以发生而懊恼,一旦成为习惯,要有克服的决心,克服以后就不再担心,这样就不会有任何不良的后果。

如何治疗早泄

小英结婚一年多,正值青春年华,小两口工作稳定,生活安逸,本当充分享受"性福"的时光,却因每次性生活不过 1~2 分钟就"一泄了之"而令人扫兴,他在妻子陪同下前来就诊。

早泄是指男性在性交时失去控制射精的能力,有轻有重。有的人勃起的阴茎在插入阴道之前或插入即射,不能进行正常性交活动。早泄分为原发性、继发性、一过性三种类型。70%的男人一生中会出现一过性早泄。早泄绝大多数是心因性的,如频繁手淫形成快速射精习惯;新婚阶段男性性兴奋程度过高;双方缺乏性经验而配合不好;受周围居住条件的限制,性生活往往是在害怕被发现的环境下进行的,久而久之形成了快速射精习惯。另外,性欲过强,纵欲过度,黄色影像刺激产生性幻想,引起神经衰弱均会造成早泄。

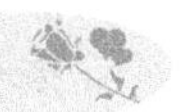

早泄多为阴茎感觉神经兴奋性增高，射精中枢对阴茎感觉的分辨功能失调引起。其他如龟头炎、前列腺炎等疾病，以交感神经节损伤、末梢神经症、慢性酒精中毒、糖尿病、动脉硬化等，均可诱发早泄。

有天我上门诊，急匆匆进来一个30多岁的男性患者，神情慌张地说他两地分居的妻子就要从外地来了，马上就要见面了，我有早泄的病怎么办。我先做男科的常规检查，谁知刚一接触他的阴部，接着一股股的精液射出，他羞愧难当，病也未看很快逃离了诊室。我想他不知要承受多少精神痛苦，好在像这样一触即发的早泄患者不多。

早泄的治疗应首先要分析其发病原因，选择适当的治疗方法。抗抑郁药是新一代延迟射精的药物，它能提高人体内5-羟色胺（5-HT）的水平，而5-HT水平的升高有抑制射精的作用。这些药物包括5-HT再摄取的选择性抑制制剂如氟西汀和美舒郁，它在阻断5-HT再摄取的同时，也有抗胆碱的作用。老的三环类抗抑郁药也对射精有影响，如氯丙咪嗪对5-HT和去甲肾上腺素的再摄取均有阻断作用，从而提高生殖器部位感受器的刺激阈。另一种有抑制射精作用的三环类抗抑郁药是阿米替林，它有明显的抗胆碱能作用。以上药物治疗需按医生医嘱服药。

比法尔不仅对勃起功能患者有效，而且也可用于早泄患者。因此比法尔外用乳膏被称为“外用伟哥”，内含能直接使海绵体和动脉平滑肌松弛的前列腺E1。

伟哥（万艾可）是目前治疗勃起功能障碍最有效的药物，其实也可用于早泄的治疗。服药后的当夜往往还会有一到几次很好的勃起,第二次性交时间会有明显延长。

性交前在阴茎头、冠状沟局部涂抹麻醉药2%利多卡因或1%丁卡因,可延长射精时间,操作方便,效果较好。但是要在性交时戴安全套,若不戴安全套,涂抹在龟头上这些局部麻醉药,常导致快感缺失,也影响女性快感。

阴茎背神经切断术其安全性和有效性仍有待研究,过去治疗勃起功能障碍所采用的阴茎海绵体注射法,自"伟哥"问世后已较少应用。另外,阴茎假体植入术因创伤大、花钱多,不易被患者接受。

早泄防治要注意以下事项:避免沉湎于声色之中;减少不良手淫等性刺激;性生活要有规律性;养成良好的饮食起居习惯;注意调整紧张焦虑,培养舒畅的情绪,注意劳逸结合,积极参加体育锻炼。偶尔出现早泄无须大惊小怪,任何具有强健性能力的男人都可能偶尔遭遇早泄;夫妻间要了解有关性知识和男女之间的性生理差异,消除误会,一旦出现早泄夫妻应该坦然面对,相互理解,并积极进行心理调整,早泄常不治而愈。

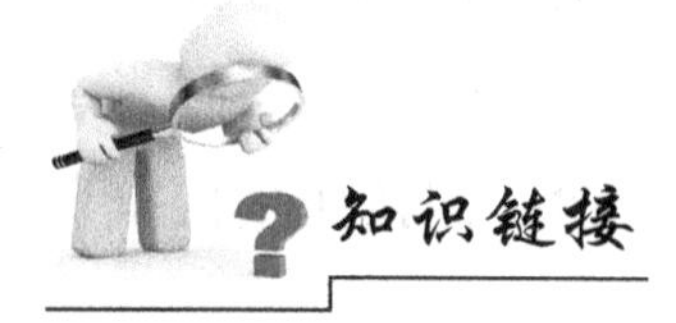

行为治疗

早泄的行为治疗无创伤、无副作用,认真学习实践,可以取得良好的治疗效果。行为治疗包括动停法、挤压法、注意力分散法。

动停法:在性交过程中当出现性高潮射精倾向时,即停止抽动,阴茎

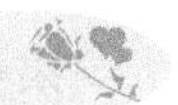

回软后再进行抽动，使阴茎再度勃起，如此反复进行，但不射精，以学习和培养控制射精的能力。

挤压法：性交过程中（也可单人手淫时训练），男方出现性高潮时，即抽出阴茎，用手的拇、食、中指紧紧压迫阴茎冠状沟部位。待高潮倾向消退后，再度进入阴道，如是反复训练以控制射精的能力。

注意力分散法：性交时男方想与性无关的事，如回忆体育赛等，或边听广播，或边看电视，或女方给男方身体疼痛刺激如牵拉阴囊、拧大腿、揪耳朵以分散注意力，避免过早射精。

遗精

俗称“跑马”，是指在没有性交和手淫的情况下，精液自尿道口流出的一种状态。若在性梦中或异常舒适的梦境中发生遗精，中医称梦遗。几乎是所有青少年男性都经历过的事，不必大惊小怪。

男孩子在青春期出现遗精是较普遍的事，十二三岁以后随着青春期的发育，睾丸明显增大，并开始产生精子，睾丸每天可产生上亿个精子。“精满自溢”，一般来说，每个月遗精四次以上，可以看作是一种除旧迎新的生理性遗精。已婚男子婚后有规律的性生活，如果仍发生频繁遗精，若伴有明显的头昏、记忆力减退、腰酸背痛、四肢无力，更有甚者，仅有性欲观念即出现遗精则多属病理性遗精。病理性遗精多与生殖器官的炎症或疾病有关，如前列腺炎，包皮炎，冠状沟炎、精囊炎等，以及大病初愈身体虚弱者。射精神经中枢出现障碍临床上比较少见。

消除手淫不良习惯,入睡前不要看色情读物和影像,注意卫生,清除包皮污垢,避免被子过软、过暖,取侧体位睡眠,可减少遗精的发生。中医药对遗精有较好的治疗效果,如知柏地黄丸,金匮肾气丸等,均对治疗频繁遗精有效。

血精

正常人的精液呈乳白色,当精液混有血液时,精液可能变为粉红色,严重者甚至精液中含有血块。有时精液外观颜色正常,但在精液常规检验时发现精液中有大量红细胞,均称为血精。

出现血精多为炎症感染引起,精子产生积聚在附睾,再沿着输精管上行,存入精囊,射精时精液通过开口于后尿道口精阜的射精管,经尿道射出体外。但凡精子和精液经过的器官,如附睾、输精管、精囊、前列腺、精阜、尿道的炎症、结核、结石、肿瘤等疾病,以及全身性出血性疾病时均可发生血精。痛性射精合并血精应请泌尿外科会诊。

发现血精时应暂停性生活,查找血精原因,针对病因进行治疗。也可采用精囊前列腺按摩方法,使精囊内含有细菌的液体尽早排空。并注意节制性欲,减少性刺激,血精治愈后再恢复正常性生活。

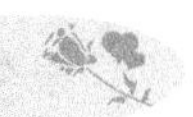

不射精

我在进修妇产科时结识了一位进修女军医,因工作地处边疆,她30岁才与35岁的丈夫结婚。她婚假没有休完就回来上班,我问她这是为啥,她说性生活时丈夫就是不射精,没有快感只有心烦,只好逃之夭夭。

不射精症是指性交过程中男子阴茎长时间坚硬而不射精,本来愉悦的事反而使女方产生厌烦,男方也得不到射精的性快感。新婚不射精大部分属于功能性,是由精神,心理等因素造成的。有的由于多年性兴奋得不到满足,长期缺乏性体验,有的是害怕女方怀孕,每次性交都克制自己忍精不射,久而久之,因性交持续时间长,双方达不到高潮,从而产生厌烦心理,性冲动受到抑制,造成射精功能障碍。

不射精好发生于大龄晚婚男女,男大当婚,女大当嫁,度过了青春激情岁月,“轻而易举”的性唤起、性高潮变成老大难。所以,要重视性教育,掌握性知识,正确对待性生活,进行心理疏导,培养夫妻情趣,不射精将会迎刃而解。

逆行射精

逆行射精是指性交时精液未能射出体外,而逆行进入膀胱。逆行射精不影响男性射精时的快感,但是,精液未进入女性阴道内,影响女性受孕。逆行射精者尿液常呈乳白色,检查末段尿,若尿中有大量精子即可诊断。发生逆行射精者可能与精囊、射精管炎症感染、尿道内括约肌功能紊乱有关,也见于长期采用指压阴茎根部避孕法者。口服改善膀胱颈和尿道平滑肌的药物治疗或行重建膀胱颈手术。

如何诊治勃起功能障碍

男性勃起功能障碍俗称阳痿,英文缩写为 ED。国际阳痿学会的定义是:性交时阴茎不能有效地勃起,致使性交不能满足时为阳痿。吴阶平教授认为:阳痿指阴茎不能勃起进行性交,或虽然勃起但不能维持足够的硬度完成性交。美国马萨诸塞州男性增龄研究统计显示,在 40~70 岁的男性中,ED 患病率为 52%。以此推算,约有 2 500 万美国男性患有不同程度的 ED。据估计,在我国患有不同程度 ED 的患者有 8 000 万~1 亿人,可见,ED 患者人群之大。

50岁以上的ED患者通常常伴有其他慢性疾病,如糖尿病、高血压、心血管病、前列腺等疾病。而且ED往往先于其他慢性病的临床症状,如不少患者是先出现ED,而后才被发现糖尿病等。ED成为糖尿病、高血压等慢性疾病的患者的首发症状。如60岁以上患过缺血性心脏病的患者中,ED的发病率是59%,而同龄健康人只有35%。接受过高血压治疗的人群,其ED发病率高出总体人群约6%。糖尿病患者ED的发病率是非糖尿病患者的7倍,糖尿病患者10年内发生ED的可能性为50%,ED的发病率也明显高于普通人群,所以有专家认为ED是糖尿病的最早症状之一。因此,可以说ED不只是男科的独立疾病,还是中老年男性慢性病的预警信号。

尽管在40岁以上的男性中ED发病率高达52%,但是到医院就诊的患者却不足20%,就诊患者中有40%以上曾经尝试过非正规治疗,其原因是很多患者仍将ED看作是一种难以启齿的事情。还有些人认为ED是衰老的正常表现,觉得看与不看或早看晚看都一样,其实,同所有的疾病一样,ED也需要早诊断、早治疗。

按照ED的病因分类可分为精神性和器质性两大类。其中精神性ED多见,占ED患者的85%~90%;器质性ED较少见,为10%~15%。精神心理性ED最为多见,其病因是过度疲劳、强烈的情绪波动、恐惧、焦虑、抑郁等心理造成大脑皮质功能紊乱。如果以往有过创伤性经历,夫妻感情不和,缺乏自信心等,均可能导致勃起功能障碍。

某些医治高血压、心脏病、消化性溃疡和精神病的药物也有可能对患者的性功能产生影响。不良生活习惯,如长期吸烟和酗酒均可导致ED。对轻度ED患者的治疗,可以通过改变不良生活习惯,如戒烟限酒、调理饮食结构、舒缓压力等而治愈。而中、重度患者应由专科医生对病因进行诊断。对于心理性ED患者进行心理调理;对于器质性ED则要分析病因,如血糖、血压、血脂及药物治疗史等情况,积极控制危险因素,并与其他慢性疾病同步治疗。临床上先天性发育异常造成阳痿者比较少见。

心理和行为治疗尤其适合因压抑、忧虑及过去性生活过程中出现各种干扰,以及性交过程中突发事件而中断性交者,或因夫妻关系紧张而引起的心理性勃起功能障碍的患者。此类患者首先进行松弛训练,性区感觉训练和性感集中训练,达到放松心情、消除紧张焦虑情绪,做好自我调节,增进性生活情趣的目的。在物理治疗方面,也可以采用真空负压吸引以诱导阴茎勃起。

中医药治疗ED有许许多多精辟阐述,有许多经典的方药沿用至今。如金匮肾气丸、左归丸、右归丸等。近代中医药诊治ED又有了新的认识,如ED在过去多以虚证表现,如今情志刺激、湿热浸淫、瘀血阻络等已成为阳痿的常见病因。临床证实,目前肝郁型阳痿患者居多,这与传统的肾阳虚为主的ED患者有所不同,应辨证施治。

20世纪末,一种选择性磷酸二酯酶5抑制剂横空出世,枸橼酸西地那非以其服用方便,作用自然、效果肯定、安全性好等优点,受到广大泌尿科及男科工作者的瞩目和ED患者的欢迎。其他如他达那非、伐地那非等长效药,该类药物可以在性生活前1~2小时临时按需服用,也可以每日按时服用。最新研究发现小剂量疗程服用,能够改善阴茎血管内皮功能,以其持续作用时

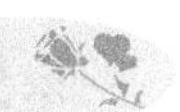

间长、副作用少,按疗程服用,使治愈 ED 变为可能,特别对心理因素造成的 ED 治疗效果尤佳。

玛卡,俗称植物"伟哥",是原产南美洲的一种十字花科植物,玛卡的主要食用部分是其富含淀粉的块茎,可提高男性性功能。资料显示,玛卡于 2011 年 5 月被卫生部批准作为新资源食品,其作用机制尚不十分清楚,仅从服用者反馈的信息看,玛卡对提高男性性功能有一定作用。

低能量冲击波是近几年国外对于 ED 治疗的最新研究进展和治疗方案。该方法是通过冲击波探头释放的能量,刺激阴茎海绵体血管再生和改善内皮细胞功能,对于中、重度的勃起功能障碍效果明显,是欧洲泌尿外科推荐的 ED 一线治疗方案。其特点是微创,安全,适用于药物治疗无效的患者。

手术治疗包括阴茎血管手术、阴茎支撑体植入术(又称假体植入)、尿道给药、海绵体注射。由于使用不方便,不良反应较多,现在临床上已较少使用,仅用于其他疗法治疗无效的患者。

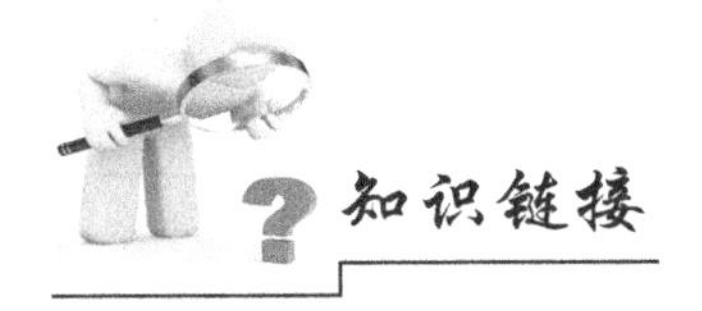

国际 ED 诊断

根据过去 6 个月内性生活的情况,选出适合的选项,相加每项得分,得出总分。

题目 \ 评分标准	0分	1分	2分	3分	4分	5分	得分
您对获得勃起和维持勃起的自信程度如何?		很低	低	中等	高	很高	
您受到性刺激而有阴茎勃起时,有多少次能够插入?	无性活动	几乎没有或完全没有	少数几次(远少于一半时候)	有时(约一半时候)	多数时间(远多于一半时候)	几乎总是或总是	
您性交时阴茎插入后,有多少次能够维持勃起状态?	没有尝试过性交	几乎没有或完全没有	少数几次(远少于一半时候)	有时(约一半时候)	多数时候(远多于一半时候)	几乎总是或总是	
您性交时,维持阴茎勃起至性交完成,有多大困难?	没有尝试过性交	困难极大	困难很大	困难	有点困难	不困难	
您性交时有多少次感觉满足?	没有尝试过性交	几乎没有或完全没有	少数几次(远少于一半时候)	有时(约一半时候)	多数时候(远多于一半时候)	几乎总是或总是	

总分:如果分数为21分以下,就有可能患ED了。

“伟哥”的同宗“兄弟”

20世纪90年代的一项药物研究中,一种抗心绞痛的新药在临床试验中被其副作用改变了研究方向,歪打正着的成就了

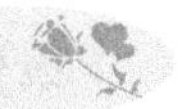

一个里程碑式的药物——磷酸二酯酶抑制剂。1998 年由美国 Pizer 公司研发的西地那非(中文商品名"万艾可"),为 ED 患者带来了全新的治疗效果。"伟哥"(由"Viagre"/"万艾可"音译而来)为全球 ED 患者带来了福音,同时也使无数的家庭生活得到了极大的改善,"伟哥"已成为临床治疗各种类型 ED 的首选药物。

西地那非的成功唤起了制药公司的开发热情。2003 年德国 Bayer 公司上市的伐地那非(中文商品名"艾力达"),其疗效更胜一筹。其对磷酸二酯酶的选择性高,较西地那非强 10 倍。而美国 Lilly 公司 2002 年开发上市的他达那非(中文商品名"希爱力"),对磷酸二酯酶 5 有更好的选择性,作用维持时间将达 36 小时。西地那非、伐地那非、他达那非这三种药的最大有效药物浓度下的性交成功率依次为 51%、66.7%和 70%。

这三种药物"同宗同源物质"它们有相似的作用机制,伟哥通过抑制人体内一种叫作磷酸二酯酶 5(PDE5)的物质,使阴茎海绵体平滑肌松弛,海绵体充血,增强阴茎勃起程度。从伟哥作用机制看,它就像拓宽的水渠,让阴茎的供血更加充足,并不是通过影响中枢神经系统增加性兴奋。因此伟哥不是春药,也不是壮阳药,按要求服药是不会上瘾的。服药后仍需要在一定的性刺激下才能发挥作用。如视听觉刺激、接吻、抚摸等。有大致相同的副作用,18 岁以下的人禁用;对在 6 个月内发生心肌梗死、中风、致死性心律失常、低血压或高血压者、不稳定性心绞痛、冠状动脉病和视网膜色素沉着患者慎用。对冠心病明显缺血、心力衰竭、急性心肌梗死、中风、心律失常者忌用。如用药后性生活出现眩晕、恶心、胸痛要立即停药。以上三种药物对视觉的影响程度不同,出现异常改变的概率西地那非为 1%~11%,伐地那非≤2%,而他达那非几乎不产生任何影响。

男性阴茎勃起有三种类型,分别为反射性勃起、心理性勃起、夜间勃起。其中阴茎夜间和黎明勃起贯穿男性的一生,这种状况的生理作用可促进阴茎的供血供氧,有效保护阴茎海绵体平滑肌细胞形态的完整性,维持阴茎的勃起功能。已有相关研究表明,磷酸二酯酶 5 抑制剂对夜间和黎明对阴茎勃起有改善作用。所以,最近有学者提出每周服药两次,18 粒为 1 个疗程。小剂量按疗程服用磷酸二酯酶 5 抑制剂可能有良好的效果。这项研究也是对磷酸二酯酶 5 抑制剂安全性和耐受性的肯定。

他达那非与西地那非治疗 ED 患者的疗效比较,71%的患者偏爱他达那非。因为,其研究数据对比显示出他达那非对患者的勃起成功率、性交成功率和总体满意度更好,其作用维持时间长达 36 小时,更加提高了 ED 患者在性生活上的自然度和自信力,使患者及伴侣双方获得满意的心理感受。

经国内十几年的临床应用经验,磷酸二酯酶 5 抑制剂效果比较好,是比较安全的。不仅使许多阳痿患者摆脱了烦恼,同时也对早泄、性冷淡、性恐惧、性疲劳的患者有效。据研究实验表明,较长期规律服用磷酸二酯酶 5 抑制剂,有可能促使 ED 患者恢复正常的勃起功能,达到治愈的效果,是逆转 ED 的有效药物。

现在,“伟哥”因在全球多国的“专利保护期”将至,辉瑞制药已提前下手,在欧洲市场已率先推出经济版“伟哥”。国产“伟哥”已正式批准上市,将撬动美国“伟哥”在华 10 多年的寡头地位。

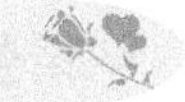

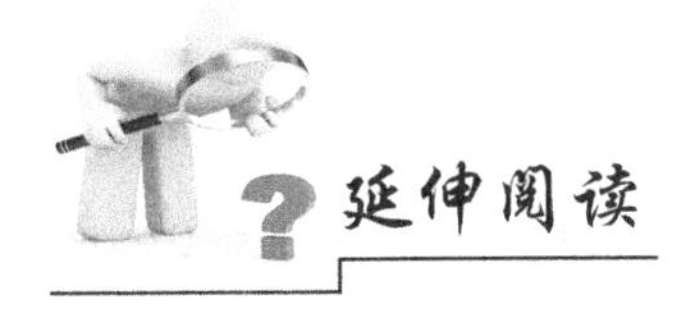

哪些药物抑制性功能

1. 降压药　降压药是影响男性性功能最常见的药物，服降压药的患者25%的人患有ED，而且还可能出现射精障碍。利血平等使患者出现抑郁，进而影响患者的性要求或出现勃起困难；胍乙啶直接对抗交感神经，所以常常导致ED和射精困难；可乐宁一方面有抗交感神经的作用，一方面又能引起抑郁，因此容易导致性功能障碍；长期服用心得安，可因阻断β肾上腺素能神经活性而使阴茎海绵体血管收缩，血流减少，最终导致ED。

2. 镇静药　镇静药对大脑边缘系统有特异作用，直接降低性欲和性功能。安定等有肌肉松弛作用，通过脊髓传出神经可导致性欲减退和ED。不少抗抑郁药能抑制男性的勃起功能。抗精神病药物的不良反应更明显，除严重抑制性欲外，还抑制勃起功能。

3. 性激素类药物　如睾酮曾作为能"返老还童"的性激素而风靡一时，至今仍有人视之为"仙丹妙药"。但是，如果盲目滥用，反而会干扰机体正常代谢和自身的内分泌功能，损害性功能。

4. 利尿药　利尿药使体内钾元素丢失。血钾浓度下降可使神经肌肉敏感性降低，血管平滑肌松弛，最终导致阴茎勃起减弱。

中老年人性保健

许多中老年人受旧传统观念束缚，面对悄悄来临的性衰老不知所措,从而影响了晚年生活的幸福、美满。

男性50岁以后进入更年期,随着年龄增长,性激素分泌量逐渐减少,性反应变弱,阴茎勃起硬度降低,持续时间缩短,不应期延长。因此,有些人错误地认为性功能已经丧失,夫妻早早分床而居,打算过清心寡欲的日子。也有些人感到自卑、焦虑、烦恼,或投靠庸医,乱服壮阳药物。45~50岁这个阶段是女性的多事之秋。卵巢功能逐步退化、雌激素水平降低,月经逐渐终止,并出现沮丧、易怒、多汗、不安、阴道干燥等更年期临床症状,对性生活变得冷漠、厌恶。

和谐的性生活可以满足人的生理需要和心理需要,协调人体机能,增进夫妻感情和生活情趣,增强中老年人的自信心和生命活力。据国外资料报道,保持性行为超过60岁的人能增寿8~10年,这充分说明适度的、和谐的性生活非但不损人折寿,而且还是中老年人健康、快乐、长寿的一剂良药。

中老年人与青年人的速战速决的性生活方式不同,勃起持续时间较长,更加深沉平稳,富有内涵。女性在记忆性经验性心理因素的作用下,即使到了老年仍有可能出现性高潮。中老年人伉俪应充分利用和发挥这些优势和特点,提高性爱艺术,延缓性衰老。

积极参加文体活动,选择提高性功能的食谱;刺激足底及有关穴位;加强对耻尾肌、提肛肌的训练,均有助于提高性功能。中老年人配偶可根据自身状况,选择适合的体位,避免过激、过久、过频,预防心血管疾病发生。中老年人的性能力时强时弱,时好时坏,应留心配偶的情绪,不可勉强从事。性生活前不宜饱食、酗酒、热水浴。

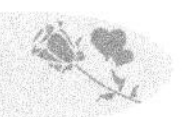

更年期女性可口服利维爱片，或长效雌激素尼尔雌醇片，或皮肤贴敷雌激素铝箔片，均可解除女性更年期综合征带来的种种不适。这些激素药均为弱雌激素，不会引起子宫内膜出血和肿瘤，且能防止老年性阴道炎、骨质疏松、骨折等老年性疾病。

中老年男性性功能障碍的治疗应本着有效、安全、方便的原则，使性生活在自然状态下进行。枸橼酸西地那非对男性性功能障碍治疗的有效率达89%，受到广大中老年人的欢迎。但是，有些人特别是患有严重心脑血管疾病的人不宜使用。祖国传统医学、中医药对男性性功能障碍的治疗有着悠久的历史，但对阴茎勃起功能，不如万艾可作用起效快。中药制剂不仅对人体有益肾养肝、理气活血、滋阴回阳之养生功效，并具有提高勃起的功效，深受广大中老年朋友欢迎。

性欲分为接触欲和排泄欲两种。排泄欲受年龄的影响，而接触欲是终生存在的。中老年人随着性生活经验的不断积累，更注重于感情的交流，如倾心交谈、爱抚、拥抱、接吻，性器官互相接触，均有利于中老年人伴侣情感的渗透交融，这也是中老年人性爱更加成熟的体现。中老年男子的性功能究竟能维持多久，我国著名医学家吴阶平教授在《性医学》一书中指出："如果一个人有较好的健康状况，性兴趣依然不减，并且还有一个兴趣浓厚的配偶的话，那么可以肯定其性兴趣和性能力确实能维持到七十岁、八十岁乃至九十岁。"

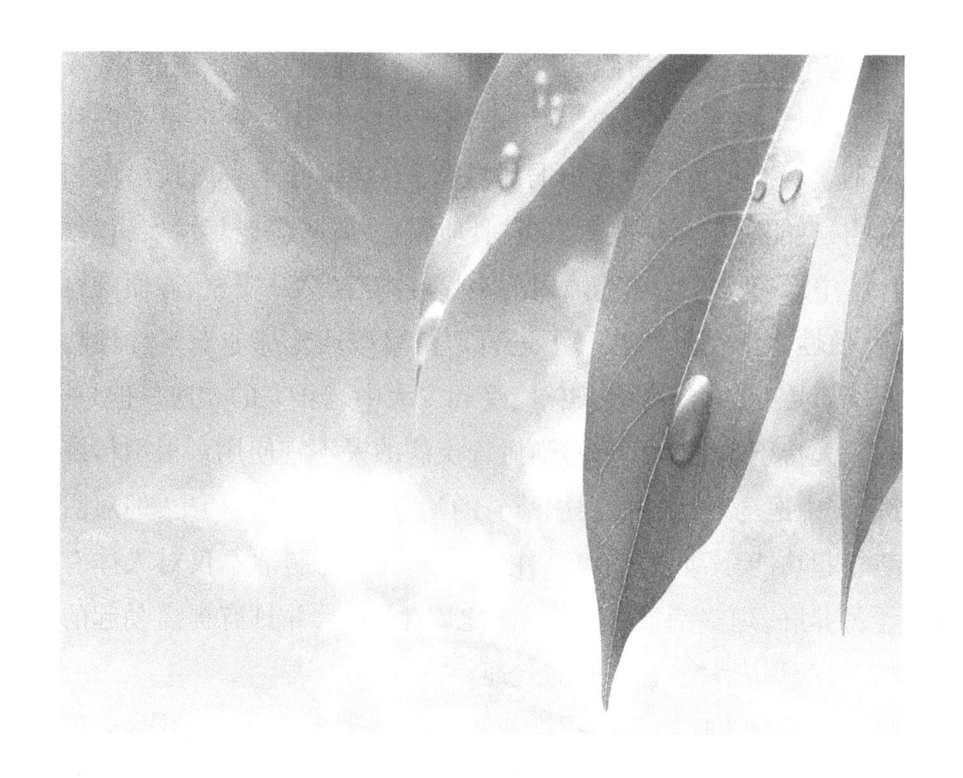

第六章　性传播疾病

感染性疾病特别是性传播疾病是男女不孕不育、胎儿发生死亡的罪魁祸首，是子女健康，家庭幸福的克星。要洁身自好，杜绝高危性行为，远离性传播疾病，早防早治，不可讳疾忌医，大多数性传播疾病是可以治愈的。

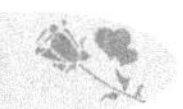

性传播疾病是生殖健康的头号敌人

世界卫生组织(WHO)1975年常任理事会议确定,将各种通过性行为或类性行为传播的疾病,统称为性传播疾病。其可通过患者污染的衣物、被褥、便器、公共浴池等间接传播。性传播疾病涉及8类病原体引起的20余种疾病。

性传播疾病有:淋病(淋病奈瑟菌)、梅毒(梅毒螺旋体)、艾滋病(人类免疫缺陷病毒HIV)、尖锐湿疣(人乳头瘤病毒HPV-6型)、生殖器疱疹(单纯疱疹Ⅱ型病毒)、泌尿生殖道感染(H-K沙眼衣原体和衣原体L1-3-性病性淋巴肉芽肿)、生殖道支原体感染(解脲支原体、人型支原体)、滴虫性阴道炎(阴道毛滴虫)、传染性软疣(传染性软疣病毒)、腹股沟肉芽肿(肉芽肿荚膜杆菌)。

性病主要通过性行为传播,拒绝高危性行为,高危性行为是指与非固定性伴侣或多个性伴侣发生不戴安全套的性行为,称为高危性行为。如果男方有较多性伙伴,首先被感染后传染给妻子,其妻子除了要直接经受性病所致的身体伤害,还将导致不孕、不育、早产等并发症,因此,妇女是性病的主要受害者。另外,孕妇感染后,大部分病原体如梅毒、淋病、艾滋病等可通过胎盘、产道、产后哺乳或密切接触等途径传播给胎儿或婴儿。感染性传播疾病就意味着性生活失去了安全保障,因此,性传播疾病是生殖健康的头号敌人。

目前我国重点监测的性传播疾病有梅毒、淋病、艾滋病、生殖道衣原体感染、尖锐湿疣和生殖器疱疹,其他有疥螨引起的疥疮、真菌所致的股癣,以及乙型肝炎病毒引起的乙型肝炎可通过性接触而传播,亦属于性传播疾病。

艾滋病尚无确切药物治愈,性传播性疾病中尖锐湿疣和生殖器疱疹有可能复发,大多数是可以治愈的。因此,得病后不必过分担心和忧虑,要选择有资质的医疗单位就诊,按疗程彻底治疗。

淋病

淋病是最常见的性传播疾病之一,是由淋病奈瑟菌引起的泌尿生殖系统化脓性感染。淋病主要通过性交传播,也可经污染的衣物间接传染。男性淋病患者多在不洁性生活后 3~5 天发病,常以发生急性尿道炎为特征。初期表现为尿道口红肿、尿道烧灼感和排尿疼痛,继之尿道口流出大量黄白色黏稠脓液,可污染内裤,结成脓痂,同时伴有尿痛,排尿困难等症状。女性更容易感染淋病,女性患者因为症状不典型而常被忽视,应引起重视。尿道分泌物涂片查淋病双球菌及 DNA 扩增技术检查即可确诊。

淋病急性阶段延误治疗或治疗不当,或由于饮酒及性交等因素可出现急性尿道炎症,包皮龟头红肿糜烂,引起淋菌性包皮龟头炎。也可能扩散到周围器官,如前列腺炎、附睾炎、睾丸炎,

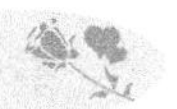

或迁延成慢性淋病。女性患者经期、产褥期抵抗力低，易发生淋病播散，引起急性输卵管炎、子宫内膜炎、盆腔炎或继发性输卵管脓肿等。

孕早期感染淋病胎儿可因发生宫内感染而早产，早产发病率为1.7%。宫内感染影响胎儿生长发育、胎儿宫内窘迫、死胎，造成女性不孕不育症。孕晚期感染可累及羊膜腔导致胎儿感染，约1/3胎儿可在分娩时因通过淋病感染的产道而被感染。少数引起新生儿淋病性结膜炎，未及时治疗感染会累及角膜，形成角膜溃疡，甚至全眼球炎。淋病极易传播殃及家人，要做到夫妻同治。淋病患者不可讳疾忌医，要尽快彻底治愈，严防淋球菌感染扩散。

国家卫健委地方病防治局公布的淋病治愈标准是：①临床症状体征全部消失后，4~7天复查。尿液澄清，不含血丝。前列腺按摩分泌物涂片中未发现淋球菌者，以及女性子宫颈、阴道分泌物涂片和培养未见淋球菌者可判断初步治愈。②有条件者于临床症状消失后2~3周，连续3次前列腺按摩分泌物检查淋球菌，均为阴性可判断彻底治愈。

有效治疗淋病的药物甚多，首选药如三代头孢类抗生素如头孢曲松、头孢克肟等，目前淋球菌对青霉素已经产生了耐药性，治疗效果差。其他如红霉素类，阿奇霉素，喹诺酮类药物左氧氟沙星也有一定疗效。

梅毒

梅毒由苍白螺旋体感染引起的慢性全身性的性传播疾病，可分先天性梅毒和后天性梅毒。后天性梅毒主要通过性传播传染；先天性梅毒是患有梅毒的孕妇，通过胎盘将梅毒螺旋体传染给胎儿或胎儿在分娩时通过软产道被感染。梅毒感染可重复感染，不具免疫性，严重危害健康。

梅毒感染潜伏期平均3~4周，典型损害为硬下疳，90%的硬下疳发生在外生殖器，也见于唇、舌、乳房、面部、手指等处。下疳溃疡不红、不肿、无痛、附近淋巴结肿大，3~4周可自愈。一期梅毒发病2周后血清反应即呈阳性，经8~12周潜伏期，隐匿地继续发展进入二期梅毒，表现为梅毒的皮肤损害，如全身出现玫瑰疹，若未经治疗或治疗不规范，则发展为三期梅毒，造成脏器损害。女性感染梅毒早期会阴也会出现硬下疳，有的主要以阴道炎、白带增多为主，常被忽略而未及时就医。若发生子宫和输卵管感染，可能会造成女性不孕。

从梅毒硬下疳或玫瑰疹皮肤破损处分泌物中找到梅毒螺旋体即可确诊。血清学检查特异性抗体阳性可终身存在。产前诊断先天性梅毒，可采用PCR技术进行羊水中梅毒螺旋体DNA检查。

治疗原则是必须正规按疗程青霉素治疗以消灭病原体，彻底治愈早期梅毒。对晚期梅毒则要求控制症状，保护脏器功能。

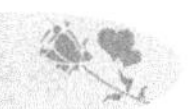

尖锐湿疣

尖锐湿疣是最常见的性传播疾病，其发病率仅次于淋病，居第二位，常与性传播疾病同时存在，由人乳头瘤病毒(HPV)引起生殖器丘疹样改变，本病主要通过性交在配偶或性伴侣间感染传播。在性生活活跃人群中，通过性接触或污染物而感染，以及母婴间传播。人乳头瘤病毒经皮肤或黏膜微损伤创面侵入人体，引起生殖器、肛门周围、会阴部的表皮疣样增生性病变。男性尖锐湿疣常位于阴茎冠状沟边缘及包皮内缘，包皮过长者更容易发生。女性则多发生在外阴皮肤与黏膜的任何部位。

尖锐湿疣感染的潜伏期为3周至8个月，平均3个月。初期局部出现微小淡红色丘疹，顶端稍尖，表面凸凹不平、多数无不适、少数有瘙痒、灼痛。然后逐渐增大增多呈乳头状、菜花状或鸡冠状增生物，倾向融合，有的根部以蒂相连。感染尖锐湿疣后，由于HPV病毒与机体的相互作用，10%~30%患者的病变可自然消退，部分患者病变进一步发展。尖锐湿疣患者常伴有瘙痒、表面糜烂、有脓性分泌物、恶臭，重者可融合成大片，布满外阴或肛门皮肤。笔者曾遇一女性患者，尖锐湿疣大如鹅蛋，占据整个会阴。有些不典型的病变可用3%~5%的醋酸液局部外涂5~10分钟，感染区发白为醋酸白试验阳性，有助于诊断。

尖锐湿疣有恶性趋势，应尽早治疗。在治疗上多采用激光、微波、利普刀、红外线、以及光动力等治疗仪器，以去除疣体局部治疗为主,再辅以免疫制剂和抗病毒药物。配偶或性伴侣必须去看专科医生,配偶、性伴侣同治,避免交叉感染。治疗中应暂停性生活或使用避孕套,避孕套有一定预防性传播疾病作用。尖锐湿疣一般预后良好,治愈率较高,但容易反复。尖锐湿疣的治愈标准是疣体消失,复发率为25%,多在3个月内发生,对反复发生者应警惕癌变。

生殖器疱疹

生殖器疱疹是由单纯疱疹Ⅱ型病毒引起的性传播性疾病,好发于外阴和肛门周围的皮肤、黏膜。生殖器疱疹病的感染,多通过性伴传染所致。潜伏期在原发感染后3~14天,发病前少数伴全身症状,如发热、头痛、全身不适。男性生殖器是单纯疱疹病毒的好发部位,多见于包皮、阴茎、龟头、冠状沟、会阴处。女性好发于阴唇、阴蒂、臀部及大腿内侧,少数可发生于尿道、阴道、宫颈等处。早期局部有多个丘疹或疱疹,可单发、散在、以密集为多见;一般有烧灼感,迅速变成小水疱,继而糜烂,溃疡时有痛感,瘙痒,持续1周后可自行愈合。局部症状可经常复发并持续多年者达60%以上。女性感染易造成流产、早产、死胎。

临床常用的快速诊断方法有直接免疫荧光试验或酶联免疫试验(PCR),检测皮损处HSV抗原。因为胎儿可通过产道感染,所以排除胎儿畸形后,产道有活动性疱疹病变者,可在胎膜未破膜前或破膜4小时内行剖宫产以避免胎儿感染。

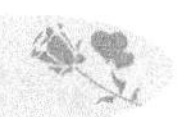

治疗上首先抗病毒治疗为主,应用阿昔洛韦等抗病毒药物。感染严重或皮损广泛者可选用静脉给药,必要时可用免疫调节剂。保持疱壁的完整和局部干燥,有症状的患者应停止性接触或使用避孕套。生殖器疱疹反复发作者应警惕发生阴茎癌、宫颈癌,所以要坚持治疗至痊愈。

沙眼衣原体感染

沙眼衣原体(CT)感染是常见的性传播疾病之一,以性接触传播为主要传播途径。在我国沙眼衣原体感染率呈逐年上升趋势。一般情况下,男性衣原体感染患者的症状较女性明显。男性衣原体感染的典型表现为尿道炎的症状,如尿道刺痒、灼痛、可伴轻重不同的尿急、尿痛、尿道口红肿有黏液性分泌物。患者长时间不排尿或晨起首次排尿时,可发现尿道分泌物结成的痂膜封住了尿道口。需要注意的是,由于许多衣原体感染患者在感染初期,症状并不典型,甚至无症状,因此很难引起患者的重视而漏诊。若不及时诊断治疗,男性感染者可以引起睾丸炎、附睾炎、精索精囊炎、前列腺炎等。长期慢性炎症可以造成输精管管壁增厚、狭窄而致男性不育症;女性感染者可以引起尿道炎、阴道炎、宫颈炎、盆腔炎、输卵管炎、巴氏腺感染,造成月经异常、异位妊娠、流产及不孕症等。衣原体感染的女性在治愈前不应妊娠,以避免胎儿和新生儿感染。孕妇感染后经生殖道上行引起子宫内感染,沙眼衣原体在妊娠16~20周侵袭羊膜、胎盘将发生绒毛膜炎,导致晚期流产、羊膜早破、早产、低体重儿、先天性畸形、死胎等。也可在分娩过程中经产道垂直传播给胎儿,引起新生儿肺炎和眼炎。有些人生殖道感染沙眼衣原体后症状不明显,临床上可选择做血清学检测、核酸扩增试验。

妊娠期沙眼衣原体感染首选红霉素 0.5 克口服,每天 4 次,1 个疗程 7 天或阿莫西林 500 毫克口服,每天 3 次,连用 7 天,孕妇禁用四环素、喹诺酮类药物。替代方案:阿奇霉素 1 克每天 1 次,口服。红霉素 0.25 克口服,每天 4 次,1 个疗程 14 天。其他多种抗生素对男性衣原体及解脲支原体引起的泌尿生殖系统感染有效,如四环素类、大环内酯类,以及喹诺酮类等米诺环素 100 毫克口服,每天 2 次,1 个疗程为 7~10 天,多西环素 100 毫克口服,每天 2 次,1 个疗程 7~10 天。左氧氟沙星 0.5g,每天 1 次,1 个疗程为 7~10 天,克拉霉素 250g,每天 2 次,1 个疗程为 7~10 天。

获得性免疫缺陷性疾病——艾滋病

是人类免疫缺陷病毒(HIV),通过性接触或经患者血液和分泌物传播,如输入 HIV 污染的血液,或与感染者共同使用工具(如吸毒者共用注射器)。目前,一则某大学城百余名学生感染艾滋病的消息震惊全国,数据显示,这些感染者主要是性传播,其中男性占绝大多数。同性恋人群中,尤其是男性同性恋是艾滋病病毒感染的高风险人群。有人统计,在男-男同性恋中以

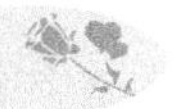

肛交为主(肛门-阴茎性行为),肛门和肛管表面的黏膜很薄,血管表浅,摩擦后很容易受到损伤。所以,艾滋病很容易在男-男同性恋中传播。亦有母亲是HIV感染者,经胎盘、产道传染给新生儿者。

艾滋病临床表现和体征极为复杂,早期仅有流感样症状或无症状,艾滋病病毒感染者血中可查到HIV抗体阳性。艾滋病感染早期无特异性症状,感染后仅有发热、皮疹、淋巴结肿大、腹泻等一般表现,但此阶段最具传染性。25%~50%的患者可在5年内发展为艾滋病相关综合征,如淋巴细胞逐渐受到破坏,出现系列免疫功能紊乱,全身淋巴结肿大、长期发热、乏力、持久腹泻,最后由于免疫系统遭受破坏,极易出现各种严重感染,继发各种恶性肿瘤,最终死亡。

到目前为止,还未有预防艾滋病的疫苗,也尚未发现人类免疫系统能够产生消除艾滋病的有效抗体。目前艾滋病尚无特效预防和治疗方法,患者要注意休息、营养、劳逸结合。抗病毒治疗可延缓患者免疫功能的衰退,但不能阻止病情发展。一经诊断应推荐高效转录病毒治疗(HAART),而无论CD4T淋巴细胞计数如何。

现已研究证实:艾滋病的感染是完全可以预防的。艾滋病病毒广泛存在于患者的眼泪、唾液、乳汁、阴道分泌物、脑脊液、尿液和精液之中,只有接受了患者的血液或精液等分泌物才能遭受感染。在通常情况下,做到不与艾滋病患者或者艾滋病病毒携带者发生任何性行为和类性行为,慎用血液制品,坚持应用一次性注射器或输液器,拒毒、戒毒等。对于高危人群应定期去防疫部门检查HIV抗体,提倡洁身自爱,单一性伴侣,避免同类似艾滋病患者及艾滋病病毒感染者的性接触。但是,共餐、握手、拥抱、交谈一般不会引起传播。

HIV 感染的孕产妇若在产前、产时或产后正确应用抗病毒治疗,分娩尽可能缩短破膜距分娩的时间,尽量避免胎儿暴露于母亲血液和体液中,其新生儿 HIV 感染率有可能显著下降。建议 HIV 感染的孕妇在妊娠 38 周时,选择剖宫产以降低母婴传播。

得了性传播疾病怎么办

有些人患了某种性病或有危险的性行为后,不去认真检查和积极治疗,而是终日不思饮食、忧心忡忡,坐卧不安、悔恨内疚。到处查找阅读有关性病的书,一知半解,把身体其他不适都归为性病所致而四处求医、反复化验,好像查不出性病绝不罢休似的。

有的性病患者一旦确诊,唯恐治不好而长期大量反复用药,导致性病过度治疗。殊不知,治疗性病的药物多为广谱抗生素,长期滥用,可能在杀灭病菌的同时,使对抗生素不敏感的念珠菌等得以快速繁殖,引起白色念珠菌的感染,对身体造成新的损害。

有些男性患了性病后,思想压力重重,不敢告知配偶,担心性生活会传染给对方,对性生活长久采取回避态度,久之性功能减退,影响夫妻感情。也有的女性,发现配偶患有性病,产生了

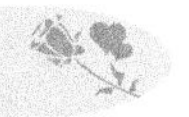

性恐惧症、性厌恶心理，影响家庭和睦，成为严重的社会问题。有的人尽管性病已经治愈，总觉得自己生殖器有病菌，反复使用各种清洗液过度擦洗，造成会阴黏膜损伤，或生殖器的一般性感染被误认为是性病复发，而反复治疗。

治疗性病是有疗程的，治疗一旦有效不可擅自停药或减少药物用量。应经专科医生系统诊治，定期复查，疗效判断，应对配偶或性伴侣负责，同时就诊，不然会造成反复或交叉感染。特别要关注性伴侣或家人，如果出现某些可疑症状如会阴部皮肤溃疡、阴道或尿道分泌物异常等，尽快到专业医疗机构诊断和治疗，并注意在治疗期间停止性生活。正确使用避孕套，既可防性病传播，又可预防意外妊娠。

性传播疾病中除少数病种可能反复外，大多数是可以治愈的。因此得了性传播疾病，不要讳疾忌医，要洁身自好，杜绝传播；保持正确的态度，不要轻信街头小广告，选择有资质的医疗机构就医，按疗程治疗，是一定能够彻底治愈的。

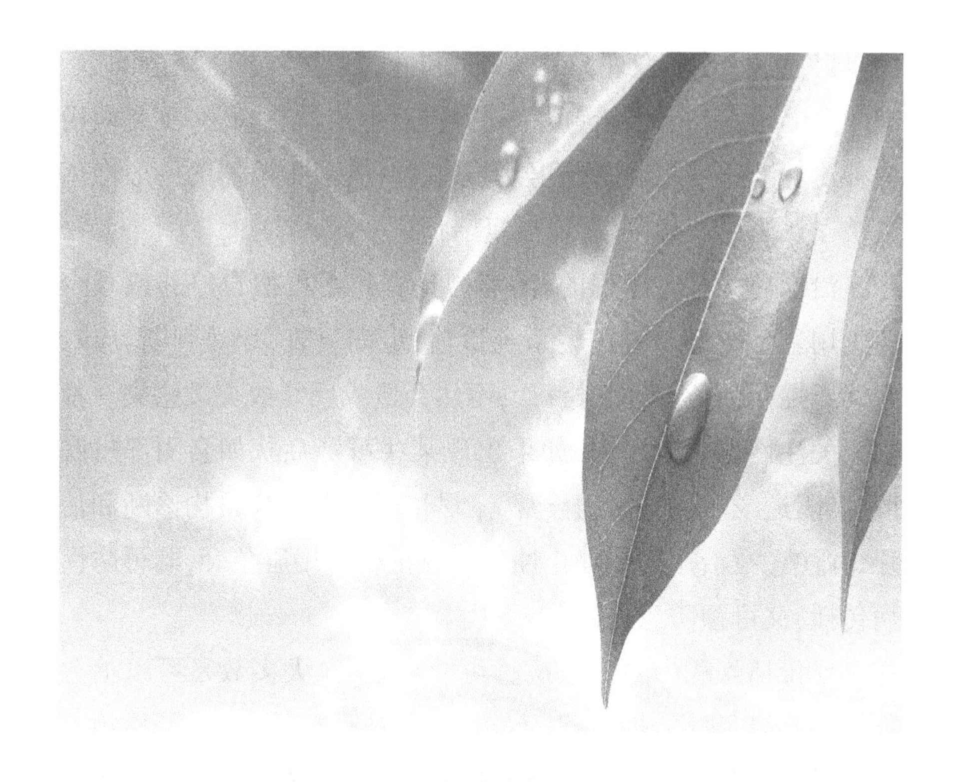

第七章　生殖系统肿瘤

关爱生命、追求幸福从普及肿瘤知识开始。生殖系统的肿瘤如宫颈癌、子宫内膜癌、卵巢癌、乳腺癌、睾丸癌、阴茎癌等恶性肿瘤，以及子宫肌瘤、卵巢囊肿、乳腺纤维瘤等良性肿瘤，均可通过妇科或男科体检被发现。早诊断才能早根治，将肿瘤消灭在萌芽状态。

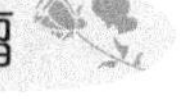

乳房肿块是乳腺癌的首发症状

乳腺癌患者中以乳房肿块为首发症状者占90%以上，大多数乳腺癌为无痛性单发性肿块，质硬、边缘不规则、表面欠光滑。仅有少数病例伴有不同程度的隐痛或刺痛，乳房肿块可以通过简单的乳房触摸的方法被发现，无论是自己有意识自查或是医生常规体检时发现乳房肿块，首先想到是否是乳腺癌。

引起乳房肿块的病因还很多，不是每个乳房肿块都是乳腺癌，发现乳房肿块要及时找专科医生做进一步检查。乳腺癌要与良性乳房肿块相鉴别，如常见的乳房纤维腺瘤、乳腺囊性增生病、乳腺结核、乳汁积滞及乳房后的肋软骨炎等。

乳腺癌的治疗效果与治疗早晚有直接关系。乳腺癌是人体最表浅的肿物，肿块容易被早期发现，有利于根治乳腺癌。乳腺癌又是一种“行为较好”的癌肿，只要早发现、早治疗，完全可以根治。乳腺癌术后健康生存者大都是早手术治疗的患者。

乳房视诊时要让患者正坐，两臂自然下垂，务使双乳和乳头充分暴露，在光线明亮处观察。双乳不对称，提示可能有病变存在，局限性隆起或局限性凹陷，以及一侧乳房表浅静脉扩张，乳房皮肤呈橘皮样改变，是晚期乳腺癌或肉瘤的体征表现。

扪诊时宜用手指掌面轻扪乳房，从乳房外上、外下、内下、内上、中央（乳头、乳晕）各区仔细循序扪诊，不可遗漏。检查乳房后必须扪查淋巴结，特别是腋窝、锁骨下及锁骨上淋巴结，因为这些区域是乳腺癌容易转移的区域淋巴结。如患者主诉乳头溢液,且不可大意,询问与经期的关系;是单侧或双侧乳头溢液,了解溢液来自单个或多个乳腺管,应轻挤乳晕或肿块,观察溢液性质;以及溢液涂片寻找癌细胞将有助于乳腺癌的鉴别诊断。

乳房钼靶X线摄影术可发现乳房内较小的肿块。因为钼靶X线的穿透性差,故便于区别乳房内各种组织密度。干板静电摄影,具有边缘增强效果,使肿块的边缘更为清晰,增强了影像的对比性,有助于乳房良性与恶性病变的鉴别。

彩色多普勒超声仪检查可显示乳房肿块大小和结构,并区别其囊性或实性,小于1厘米的肿块不能显示。红外线扫描仪可显示乳腺血管和吸光形态,对乳腺癌诊断有一定参考作用。两种方法均属非侵袭性,易被患者接受。

组织学检查迄今仍是确定肿块性质的最可靠方法。近年来,细针或粗针肿块穿刺,吸取活体组织细胞学检查,方法简便,乳腺癌诊断率可达80%~90%,已被广泛采用。CA15-3乳腺癌标志物检验,30%~50%乳腺癌患者检出率明显升高。

调查数据显示,全球乳腺癌的发病率近20年来始终是上升趋势,现已成女性第一大恶性肿瘤。与欧美国家相比,我国乳腺癌发病年龄偏低,多在45~50岁,较西方女性年龄提前了10~20岁。随着分子生物学技术的发展,乳腺癌易感基因和致癌位点相继被发现,为乳腺癌规范化诊治、精准治疗提供了更多的科学依据,用更小的治疗代价获得更好的治疗效果。随着保乳技术和乳房再造等技术越来越成熟,让乳腺癌的手术治疗不仅仅局限于追求术后生存时间,而是在此基础上更多地为患者生活质量考虑。

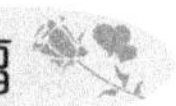

乳腺纤维腺瘤

乳腺纤维腺瘤是青年女性常见的乳腺良性肿瘤病变之一。纤维瘤不一定伴有疼痛，因此常被患者忽视。纤维瘤通常为1～2厘米大小的乳房结节，可以在乳房自检时发现，光滑、质韧、活动性良好的孤立的单个包块肿物。35岁以下的青年女性，一般为无痛、大小不超过1厘米的乳腺纤维瘤，每6个月定期随访，一般并不需要治疗。乳腺纤维腺瘤在临床上有3%～5%恶变率，如果腺瘤不够光滑，大于2厘米，位置在乳房外上方，因恶变的可能性大还是手术切除为妥。

在妊娠期间，女性体内雌激素、孕激素、泌乳素均较非妊娠时明显增高，乳腺纤维腺瘤受到雌激素与孕激素的刺激而增大。会使正常乳腺组织发生大的变化，刺激乳腺纤维腺瘤随之增大。随着妊娠期的时间延长，这些改变更加显著，如体积和密度增大迅速，使得乳腺疾病的检测变得更加困难。因此，孕妇应在怀孕早期第一次产科检查时，应有一次基本的全面乳房体检。最好在计划妊娠前进行乳腺检查，若发现乳腺纤维腺瘤，应在手术后恢复正常再备孕。乳腺纤维瘤有传统和微创两种手术方法，目前，乳腺纤维瘤的微创手术技术主要采取旋切系统，可以完整切除腺瘤。切除的腺瘤标本都要进行常规病理检查，以排查腺瘤是否恶性变。

诊断为乳腺良性肿瘤也不可掉以轻心，要保存好病历，了解乳房肿块的性状、位置、大小,便于动态观察肿块的变化,以利于乳腺良性肿块恶性变的早期发现。

女性要学会乳房自检

乳腺肿瘤是人体最表浅的肿瘤之一,早期可以通过简单乳房触摸的方法自我发现乳房内肿块。因此,掌握自我检查的方法和要领,定期检查是早期发现乳腺肿瘤的重要方法。

乳房自查的方法可以概括为“一看,二摸”。

一看:双手举过头顶,或双手用力叉在腰部,身体前挺,面对镜子自我观察,仔细观察双乳的大小、位置、形状轮廓、两侧乳房是否对称、乳头是否抬高或回缩、乳晕颜色的变化、乳房皮肤有无红肿、皮疹、皮肤皱褶、隆起、凹陷、是否有橘皮样改变、浅表静脉有无怒张等异常。

二摸:自我触摸检查时要宽衣,充分显露胸部,沐浴时皮肤湿润不失为自我检查的最佳时机。乳房自查的体位可选择立位、坐位和卧位。自查乳房时从乳房内外侧,上下部位依次进行两侧乳房的触诊以免遗漏。首先轻触乳房皮肤,然后用指腹在乳房与胸廓肋骨间移动触摸,指腹力量逐渐由轻到重,最容易发现乳房内的肿块。不可将乳腺组织掐起来检查,这样的检查触到的是乳腺腺叶组织,容易错把正常的乳腺腺叶当成肿块。

触诊检查方法有三种:

一是顺时针方向环形检查法,即手指四指并拢用指腹从乳

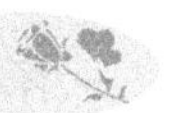

头部位开始环形地由中心向外检查。二是垂直带状检查法，即用四个手指指腹自上而下依次检查整个乳房。三是楔形检查法，即用四个手指指腹从乳头向外呈放射状检查。最后用拇指和食指轻轻挤捏乳头，观察乳头有无分泌物溢出。最后检查腋窝及锁骨的上部、锁骨下部，注意有无肿大的淋巴结。同时仔细检查腋窝有无肿大的淋巴结，方法是从腋窝中央开始，沿腋窝周围，从上臂到胸部依次检查。如发现有乳房肿块，应记录其位置、数目、大小、质地、有无触痛和肿块的活动情况。

常规的一年一度的职工体检显然是不够的，最好每个月自查一次。乳房自我检查的最佳时间通常是月经来潮的第9~11天，此时，雌激素对乳房的影响最小，乳腺处于相对静止状态，容易发现病变。

提倡并学会乳房自检方法，对尽早发现乳房肿块还是十分必要的。应该提醒注意的是，自检不能替代常规防癌筛查，自检不能替代医生的乳房触诊，对35岁以下女性每年进行B超检查；35岁以上女性最好每年做一次乳腺X光检查（钼靶拍片）。

宫颈癌是唯一病因明确的癌症

宫颈癌是妇科最常见的癌症之一，在女性生殖系统癌中占首位。我国每年新增宫颈癌病例约13.5万人，占全球发病数量的1/3。

哈拉尔德·楚尔·豪森博士发现，高危人乳头瘤病毒

(HPV)感染是导致宫颈癌发生的元凶,使他赢得了2008年诺贝尔生理学或医学奖。这一发现使宫颈癌成为世界上第一个明确病因的癌症,是人类与癌症搏斗史上划时代的里程碑,只要清除高危HPV感染,就能有效预防宫颈癌。人类这一重大发现的根本意义在于,在未发生癌变之前及时清除高危HPV病毒感染就能有效预防宫颈癌。

90%以上的宫颈癌病例样本中都能找到HPV,从而印证了HPV是宫颈癌的致病病毒,使宫颈癌成为目前人类所有癌症病变中唯一病因明确的癌症。HPV感染,特别是高危型HPV如HPV-16、HPV-18持续感染,可引起宫颈上皮内瘤变(CIN),即子宫颈癌前病变。是HPV病毒的基因(DNA)与宫颈细胞的DNA结合,导致宫颈细胞变异、发展形成宫颈癌。

30岁之前的女性感染了HPV病毒1年后,有70%~80%可通过自身免疫力予以清除,此类被自我清除的感染称为“一过性感染”。但其中有20%~30%感染者,不能自我清除地转为“持续性感染”,可引发宫颈癌。所以“一过性感染”等不得,持续性感染拖不得。在一过性感染阶段及时清除病毒,效果好、费用低。拖到“持续性感染”阶段,治疗难度大、损伤大、效果差、风险高。国际最新研究进展提示高危HPV感染不仅是发生宫颈癌的必要条件,也是引发阴茎癌和前列腺癌的必要条件。

宫颈癌早期无明显症状和体征,与慢性宫颈炎无明显区别,常被忽视。随着病情发展早期出现宫颈接触性出血(性生活或阴道检查时),出血量少。晚期为不规则出血,出血量与病灶大小、波及间质血管的情况有关。特别是绝经后阴道出血量增多,阴道排液增多,排出液为米汤样、有臭味、早期为白色或血性、稀薄如水样。晚期宫颈组织溃烂、坏死、感染、排液呈血性、米汤样、脓性、恶臭。

HPV 病毒宫颈感染 1～2 年可引起宫颈轻微病变，经 2～4 年 15%～20%发展成宫颈上皮内瘤变（CIN），即宫颈癌前病变。从 CIN 发展到宫颈癌是一个渐进的过程，一般需要 8～10 年的时间，宫颈癌变进程缓慢，预防宫颈癌时间充裕。

高危型 HPV 持续性的感染是宫颈癌前病变和宫颈癌发生的元凶。宫颈癌是 HPV 直接通过皮肤黏膜接触传播，有近十年的潜伏期。宫颈癌可防可治。定期进行宫颈癌筛查，早诊断、早治疗能有效避免不幸发生。总之，HPV 感染和癌前病变的防治，有助于预防宫颈癌的发生。

妇科检查是妇女的“护身符”，宫颈癌、子宫内膜癌、卵巢癌、乳腺癌等女性恶性肿瘤及子宫肌瘤等常见病，均可通过常规妇科检查早发现、早诊断、早治疗。

TCT 检查为液基薄层细胞检测系统检查：是医生通过妇科检查，采用一次性标本采集刷，刷取宫颈脱落细胞进行细胞学分析，它是目前国际上最先进的一种宫颈细胞学检查技术，可发现细胞异常或宫颈上皮内瘤变，TCT 检查准确可靠、无痛苦、无创伤。宫颈癌细胞检出率几乎 100%。TCT 检查较宫颈刮片检查准确、可靠。

PCR 技术检测 HPV-DNA 及分型，是医生通过妇科检查，采用一次性宫颈细胞采集器，刷取宫颈脱落细胞进行 HPV-DNA 检测。HPV 检查具有特异性强、灵敏度高、无创伤、无痛苦等特点。

如有慢性宫颈炎、宫颈糜烂、息肉、肥大、纳囊、白带异常、腰骶部疼痛或下腹坠胀及早婚、早孕、有流产史者，以及女性有性生活、年龄18岁以上、所有的已婚妇女都是妇科体检和TCT、HPV的普查对象，都应积极参加定期妇科检查。一般需要每年检查一次，对于有可疑重症者最好半年查一次。

TCT和HPV检查注意事项：检查前3天阴道内不得使用任何药物或阴道冲洗；检查前48小时内不应有性行为；检验应在非月经期进行。

电子阴道镜检查：将宫颈在醋酸溶液及碘试验的情况下放大10~40倍，可以清楚观察宫颈表面血管形态和上皮结构异常和严重程度，并在阴道镜下定位做活体组织检查，可提高宫颈癌早期诊断的准确性、评估病灶的大小、范围，有利于治疗方案制订。是早期发现宫颈癌及宫颈癌前病变的重要方法。

宫颈活体组织检查：宫颈和宫颈管活组织检查是确诊宫颈癌及宫颈癌前病变最可靠的依据。

阴道炎是女性常见的炎症，可引起子宫颈部炎症。宫颈管的柱状上皮与阴道鳞状上皮相延续，宫颈柱状上皮外移，抵抗力弱，病原体易侵入发生炎症，因此宫颈炎过去曾被称为宫颈糜烂。慢性宫颈炎是最常见的一种病理改变，宫颈炎与宫颈癌的发生有协同作用。

干扰素对多种病毒均有确切疗效。干扰素栓剂可直接作用于病变部位，能提高人体免疫，作用时间持久，充分发挥抗病毒作用，有效抑制HPV病毒，清除病原体，预防宫颈癌。瑞贝生的有效成分是从热带植物中提取，安全无害，直接杀灭HPV、HSV病毒，抑制HPV病毒E6/E7基因的表达，激活局部细胞免疫系统抑制HPV16/HPV18引发肿瘤的生长。

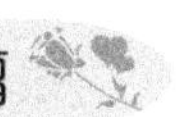

宫颈癌前病变和宫颈癌治疗选择是根据病变的程度和病理检查结果，如宫颈锥形切除、LEEP 环形电凝切除、子宫全切、宫颈癌根治术、化疗、放疗。

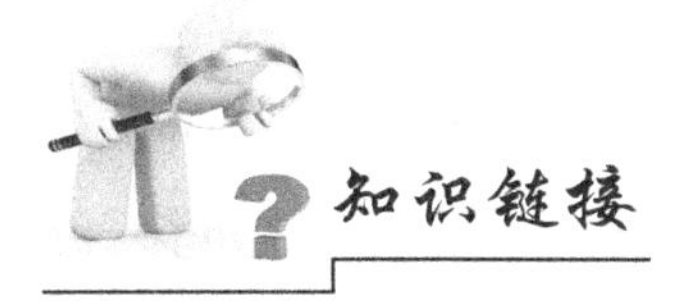

HPV 疫苗注射

当前全世界范围主要有三种 HPV 疫苗，分别是二价、四价和九价疫苗，价代表疫苗覆盖的病毒细分种类，“多少价”代表覆盖几种病毒亚型，价越高覆盖的 HPV 病毒亚型种类越多。二价疫苗 HPV16 和 HPV18 亚型与宫颈恶性肿瘤的发生最为密切。我国二价和四价疫苗分别于 2016 年和 2017 年获准上市，2018 年 4 月 28 日，批准九价人乳头瘤病毒疫苗上市。可以预防 70% 左右的宫颈癌，这个比例在我国更高（83%）。二价 HPV 疫苗适用年龄为 9~25 岁，超过 26 岁没有开始性生活也可以接种。四价的接种对象为 20~45 岁女性。两种有效的预防性疫苗——包含 16、18 型 HPV 病毒颗粒和 6、11、16、18 型 HPV 病毒样颗粒的疫苗。预防生殖器疣和相关的外阴、阴道宫颈癌。男性接种 HPV 疫苗可预防肛门癌、阴茎癌、生殖器疣。HPV 疫苗的保护作用至少持续 8~10 年，在 6 个月内即分别于第 0、1、6 个月内各注射一针，于上臂肌内注射，注射疫苗是宫颈癌的一级预防措施。疫苗对于已感染的 HPV 是无效的，仍需要定期做宫颈癌筛查。

警惕卵巢癌

有位朋友的母亲已经 50 多岁，因腹胀食欲减退发热半个月,彩超检查提示大量腹水,怀疑肝硬化腹水和结核性腹膜炎住进传染病科。经抽腹水治疗,一时好转,很快又出现大量腹水,腹水涂片未见癌细胞,彩超未发现卵巢肿块。患者排除乙肝、丙肝,并排除了结核病。检查卵巢癌的标志物,提示 CA125 为 500 国际单位/毫升,转妇科经腹腔镜检查,见卵巢稍增大,表面大小不一的多个结节。组织学检查证实为卵巢上皮癌,广泛转移,已失去手术治疗机会,出院不久便离开了人世。

卵巢恶性肿瘤是女性生殖器官常见的三大恶性肿瘤之一,可发生在任何年龄。由于卵巢位于盆腔深部,卵巢癌早期没有特异性症状和体征,晚期仅表现为消化道症状,主要临床表现为腹胀、腹腔积液、继而消瘦贫血,恶病质趋向,容易误诊和漏诊。卵巢癌较早发生腹腔种植和淋巴转移,特别是卵巢增大不明显的卵巢综合征患者,卵巢上颗粒样改变,但腹腔已广泛转移。往往确诊时已是卵巢癌晚期,早期诊断困难,此病例彩超检查未被发现。

随着人类基因学和遗传学发展和精准诊疗的进步,人们逐步了解卵巢上皮癌有家族史和遗传史。绝大多数遗传性卵巢癌与 BRCA1 和 BRCA2 基因突变有关,并与遗传性非息肉性结直肠综合征相关联,有增加卵巢癌的风险,所以要重视患者 BRCA 基因检测。肿瘤标志物检验有助于卵巢癌早发现、早诊断。80%卵巢上皮性癌血清 CA125 升高,90%以上患者 CA125 水平与病程进展相关,本例患者 CA125 高达 500 国际单位/毫升,可作为卵巢肿瘤早诊断。目前肿瘤标志物检测已广泛开展,可作为肿瘤诊断病情监测和疗效评估。血清 HE4 是继 CA125 后被高度认可的卵巢上皮性癌肿瘤标志物,敏感性高,特异性强,目

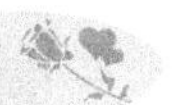

前推荐与 CA125 联合应用来判断盆腔肿块的良恶性。其他如血清 AFP 对卵巢囊瘤有特异性诊断价值；血清 HCG 对非妊娠性卵巢绒癌有特异性；性激素检测也有助于部分卵巢肿瘤的诊断。

子宫内膜癌

一位体态臃肿、面色苍白的中年妇女走进了诊室，说："我已经 50 岁了，绝经已两年多，怎么又来月经呢？我这次来月经已经十多天了，到现在还不干净，而且全身无力，曾经看过医生，服用止血药也没止住血。"

详细询问病史，得知她前两年曾出现过两次类似病情。第一次是因为出血多而做了诊断性刮宫术，病理诊断为单纯性子宫内膜增生。后来又发生过一次出血，口服止血药后出血停止。此外她有糖尿病史，目前口服降糖药维持血糖，血脂偏高，没有宫内节育器。根据她的病情，立即做了诊断性分段刮宫，并将刮出的子宫内膜送病理检查，病理诊断为子宫内膜癌（腺癌）。

子宫内膜癌是女性生殖道三大恶性肿瘤之一，为女性全身恶性肿瘤的 7%，占女性生殖道恶性肿瘤的 20%～30%。子宫内膜癌为发生于子宫内膜的一组上皮性恶性肿瘤，90% 为子宫内膜腺癌。近年来发病率、死亡率逐年上升，并趋于年轻化。

目前认为，90% 的子宫内膜癌的发生可能与雌激素长期作用，缺乏孕激素拮抗，子宫内膜发生了恶性变等有关。另一类为非雌激素依赖型,发病率低,多见于体瘦妇女,肿瘤恶性程度高,预后不良。另外与无排卵性子宫功能性出血和多囊卵巢综合征及长期口服雌激素有关。年轻妇女患者常伴有肥胖、高血压、糖尿病(即子宫内膜癌的三联征),以及不孕不育、绝经期延长,20%的患者有家族史。

子宫内膜癌的主要临床表现以阴道出血为主,绝经 2 年后阴道出血,俗称“倒开花”,出血量一般不多。子宫内膜癌因早期阴道排液增多来就诊的占 25%,多为血性液体或浆液性分泌物,如果合并感染时,则有脓性液排出。未绝经者表现为月经量增多、经期延长、月经周期紊乱等。

有些癌肿累及宫颈内口影响引流,可引起宫腔内积脓,患者常有下腹胀痛、痉挛伴疼痛。癌肿晚期会浸润周围组织或压迫神经引起下腹部及腰骶部疼痛,并常伴有贫血、消瘦、恶病质等临床表现。肥胖的妇女、不孕、经期延长、长期应用雌激素、雌激素增高,以及有乳腺癌和子宫内膜癌家族史者,是子宫内膜癌的高发人群。

绝经后的妇女如果有阴道出血及绝经过渡期有月经紊乱,应首先排除子宫内膜癌。育龄妇女一定要定期妇科体检,多了解防癌的知识。特别是妇女绝经后的阴道出血和围绝经期的月经紊乱,一定要及时就诊。

阴式彩超、妇科检查十分必要,可以了解子宫大小、宫腔形状及宫腔内膜厚度,为临床诊断和处理提供了参考。最有价值的诊断方法是分段诊断性刮宫,它既可鉴别子宫内膜癌和宫颈管腺癌,又可明确癌肿是否累及子宫颈管,曾是诊断子宫内膜癌的金标准。现在宫腔镜逐渐普及已成了诊断子宫内膜癌新的金

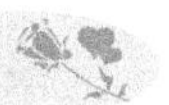

标准。

子宫切除术是治疗早期子宫内膜癌的首选治疗方法，治疗效果好，对切除的病变组织进行肿瘤学分类，根据患者的全身情况、病变累及范围制订术后治疗方案，如放疗、化疗等。

发现子宫肌瘤怎么办

王某，45岁，近3个月经期延长，经血量稍有增多，伴尿频。有时排空小便躺在床上，自己在下腹部触摸到一个小鸭蛋大小的包块。妇科检查见子宫增大，可活动、有包块、质硬，经彩超检查诊断为浆膜下60~70毫米大小子宫肌瘤。患者很紧张，我安慰她说，这个子宫肌瘤在子宫浆膜下，子宫肌瘤可能随着绝经期而慢慢萎缩变小，症状不严重，暂时不需要手术治疗，可注意定期检查，对症处理。此时，这位患者才松了一口气。

子宫肌瘤是女性生殖道最常见的良性肿瘤，40~50岁女性发病率最高。子宫肌瘤又称子宫平滑肌瘤，原发于子宫肌层，随着肌瘤的增大，可从子宫肌层向不同方向发展，出现不同的症状和体征。

子宫肌瘤发病原因可能与体内雌激素水平升高有关，妇女尸体解剖检查发现，30岁以上妇女约20%有大小不等、单个或多个子宫肌瘤存在。子宫肌瘤为良性肿瘤，恶变率低，仅占0.5%。

肌瘤若位于子宫肌层为壁间肌瘤，子宫增大，宫腔弯曲变形，影响子宫收缩，常引起经血量增多，月经周期时间短，经期持续时间延长，或引起不孕或流产。肌瘤若凸向宫腔，甚至仅有蒂与子宫体相连，称为黏膜下肌瘤，可引起下腹疼痛。有的子宫肌瘤瘤蒂较长，瘤体暴露于宫颈口或通过宫颈管进入阴道。因蒂长血液供应差，易感染、坏死、出现血脓性白带。子宫肌瘤向子宫体表面突出，称为浆膜下子宫肌瘤，较少出现子宫出血。

子宫肌瘤的治疗方法选择是根据患者年龄、症状、肌瘤大小、数目、部位、是否要求保留生育功能来决定的。若肌瘤小且无症状通常不需要治疗，尤其近绝经年龄患者，随着雌激素逐渐减少，肌瘤往往会慢慢萎缩甚至消失。建议每6个月检查一次，若发现肌瘤增大，或症状加重时再考虑手术治疗。

若肌瘤向浆膜突出，仅如妊娠两个半月大小，体积不大，症状较轻，临近绝经年龄或全身情况不能接受手术者，可给予药物治疗，雄激素可对抗雌激素，使子宫内膜萎缩或子宫平滑肌收缩而减少出血，并使围绝经期妇女提前绝经。

当子宫肌瘤出现下列情况可考虑手术，如子宫肌瘤造成大量出血，或月经过多、经期过长致贫血；肌瘤致整个子宫超过妊娠10周大小或单个肌瘤体超过4厘米；肌瘤生长快，疑似有恶变者均应手术治疗。手术方式依肌瘤病变的具体情况而定，已突出宫口或阴道的黏膜下肌瘤，经阴道或宫腔镜切除。较大的浆膜下肌瘤行保留子宫的浆膜下肌瘤剔除术。只有在肌瘤较大症状明显、经药物治疗无效，无须保留生育功能或疑似恶变者，可选择子宫次全切术或子宫全切术。子宫肌瘤向宫腔内突出使宫腔变形，影响精、卵及受精卵的运送，由此引起不孕或流产患者，可选择宫腔镜下肌瘤剔除术。

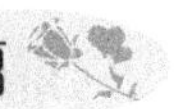

随着微创技术的发展，使用腹腔镜和宫腔镜行子宫肌瘤剥除术和子宫切除术，现已成为临床首选的手术治疗的方式。

怎样治疗卵巢囊肿

有年秋天，一个50多岁的农村妇女跪在一架板车上，被拉到了我院妇产科门诊。她穿着一件黑色男式宽大上衣，下腹部隆起，大如足月妊娠，站立行走困难，隆起的肚子被跪着的大腿支撑着，好不容易才让她躺了下来。经体检和彩超检查，诊断为巨大腹部囊肿。剖腹探查术中见囊肿来自卵巢，包膜完整，与周围组织轻度粘连。因卵巢囊肿巨大，娩出困难，经穿刺抽出囊肿内部分浆液后切断瘤蒂，娩出瘤体。囊肿重8.5千克，术中患者出血不多，身体恢复情况良好，患者术后3天就能轻扶下床行走。术后病理诊断为良性浆液性卵巢囊肿。

卵巢囊肿占女性生殖系统肿瘤的32%，可发生在女性的任何年龄，但多见于生育期的妇女，特别是卵巢功能最旺盛时期，或由旺盛转衰退的时期。曾有位年轻的未婚姑娘因卵巢囊肿腹部隆起而遭人非议的事。

卵巢肿瘤若为实质性，或为囊性和实性的混合性肿瘤，应尽早手术切除，因为实质性卵巢肿瘤容易恶性变。若为囊性且瘤体不大可，采用中西医结合方法治疗。若治疗效果不好或囊性肿物直径大于5厘米亦应采用手术切除治疗。如果暂时不手术，应每3个月做一次妇科检查和彩超复查，若出现下列情况也应立即手术治疗。

1. 卵巢囊肿蒂扭转　中等大小的卵巢囊肿尤其蒂长，活动无粘连者，患者在翻身、坐起、弯腰时会发生蒂扭转，特别是产后腹壁松弛，当排便后站立时，突然出现下腹一侧剧痛，弓身弯腰，双手捧腹，不敢伸腿，并伴有恶心、呕吐，甚至可出现休克者，此时患者可能发生了卵巢囊肿蒂扭转，应立即急诊手术。一般情况下首选腹腔镜手术，对于年轻的患者，手术探查中即使卵巢已经呈暗紫色，卵巢囊肿扭转复位后认真观察卵巢的状况，尽可能选择卵巢囊肿剥除术，子宫与子宫附件切除应慎之又慎。

2. 卵巢破裂　大约3%的卵巢囊肿会发生破裂，有因肿瘤生长过快而发生卵巢破裂，或在外伤、性交、针灸、穿刺、妇科检查或分娩过程中发生囊肿破裂。瘤体破裂后内容物流入腹腔，引起腹膜炎症状，如腹部压痛、反跳痛、恶心、呕吐、甚至休克，应立即急诊，必要时剖腹探查，切除破裂的囊肿并清理腹腔。

3. 卵巢囊肿迅速长大　卵巢囊肿在短期长大，出现腹胀、腹水、食欲减退及消瘦等症状，应警惕卵巢肿瘤发生了恶性变，应及时手术探查，手术越早，疗效越好，生存率越高。

卵巢非赘生性囊肿是卵巢一种特殊的囊性结构。例如，来自卵巢卵泡或黄体的潴留性囊肿多能自行消失。当卵泡囊肿或黄体囊肿破裂出血，出现腹膜刺激症状时，常在手术探查中被发现，此时不必切除卵巢，只需修补卵巢破裂止血即可。

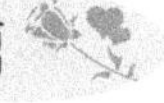

阴茎癌

张老汉60多岁，身体硬朗，是干农活的一把好手。他是包茎患者，两个月前发现从包皮内慢慢鼓起一个质硬的肿块组织，因不影响排尿，他不以为然。近来肿块逐渐增大，从包皮外口可以窥见长出来的肿块，造成排尿困难，不得已才告诉家人。我们从阴茎肿块上取下一小块组织送检查，病理诊断为阴茎癌。患者坚决不同意阴茎全切除术，只好做了阴茎大部分切除，保留了1/3的阴茎，暂时解决了排尿问题。两年后去世。

阴茎癌过去曾是我国最常见的恶性肿瘤之一，占男性肿瘤的第一位，其绝大多数发生于包茎或包皮过长的患者。由于癌肿生长在私密处，特别是老年患者羞于启齿而讳疾忌医，常在癌症晚期才来就诊，即使做了阴茎全切加腹股沟淋巴结清除术，最终也难以挽回患者生命。

犹太民族男性新生儿便行包皮切除术，有的伊斯兰民族国家男孩有割包皮的礼仪，所以，阴茎癌非常罕见，充分佐证了包皮的因素与阴茎癌的关系。因此，阴茎癌可看作是包茎或包皮过长的晚期并发症，及时进行包皮环切术可预防阴茎肿瘤。

阴茎癌多见于40～60岁包茎或包皮过长的中年男性。早期患者表现为阴茎头或包皮上皮增厚，阴茎头部丘疹、溃疡、疣或菜花样斑块，继而变硬、糜烂、自觉刺痛或烧灼样痛。包茎或包皮不能上翻时，可隔着包皮仔细触摸，有肿块或结节感，局部有压痛。早期病变如得不到及时和恰当处理,病情逐渐发展,肿块或溃疡边缘可露出包皮外口。癌肿甚至穿破包皮,出现菜花状肿块或癌性溃疡,恶臭、脓性分泌物。肿瘤晚期继续发展可侵犯整个阴茎和尿道海绵体,甚至浸润阴囊、阴囊内容物及耻骨前组织。阴茎远段可因血液供应不良而坏死,疼痛难忍。阴茎癌浸及尿道海绵体会出现排尿疼痛、排尿不畅,甚至尿潴留或尿瘘。并发腹股沟淋巴结肿大,亦可能为炎症反应,癌肿转移后则出现全身消瘦、贫血、食欲不振等症状。

随着国民生活水平提高,卫生条件和卫生习惯的改善,阴茎癌已经从过去常见的恶性肿瘤变为比较少见的癌症。及时包皮环切术是预防阴茎癌的最好选择。阴茎癌手术治疗包括原发癌肿的手术和腹股沟淋巴结的手术治疗。阴茎癌放射治疗患者痛苦小,保持阴茎完整。化学药物疗法适用于晚期不能手术的病例。

如何诊断前列腺癌

朋友老徐左侧大腿疼痛1个月多,止痛药能临时缓解疼痛,家属带去泡温泉,他在那住了一周多,不但不见好转反而加重。我电话嘱咐他去当地医院拍X线片,报告为股骨中上段肿瘤骨转移,后来经检查明确诊断为前列腺癌。老徐以前有前列腺增生症,一向排尿不顺畅,并未引起重视,现在出现骨转移的疼痛症状,追根求源才查出是前列腺癌引起。

前列腺癌是老年男性多发的恶性肿瘤，在欧美国家占男性恶性肿瘤的第二位（仅次于肺癌）。在我刚毕业那些年，国家经济困难，少肉少油，食不果腹，在我国前列腺癌是少见病，近年来生活改善，营养丰富，这个欧美地区的多见病在我国发病率呈直线上升趋势，看来前列腺癌应属现代生活方式病。

前列腺癌早期临床症状与良性前列腺增生很相似，主要表现为排尿困难、尿急、尿频、尿流变细，与慢性前列腺增生容易发生混淆，造成误诊误治。肛门指诊是疑似患者必须做的检查，简单易行，对早期诊断极为重要，80%的患者可借此简单检查获得诊断。癌细胞检查有两种办法，一是按压前列腺，取前列腺液，检查有无癌细胞存在；二是检查尿沉淀，看其中有无前列腺癌脱落细胞。影像学检查包括膀胱镜检查，精囊、射精管造影，放射性核素扫描检查，彩超、CT、MRI，它们均为有意义的检查项目。

前列腺特异抗原（PSA）是前列腺癌最有价值的肿瘤标志物检查项目，69%~92%的前列腺癌患者血清 PSA 升高，已被广泛用于前列腺癌的筛查和分期，其特异性高达 97%。

当血清 tPSA 超过 10 纳克/毫升或 fPSA/tPSA<0.16，或超声、MRA 检查结果高度怀疑前列腺癌时，就需要进行前列腺穿刺活体组织检查。前列腺穿刺活检是确诊前列腺癌的金标准。

直肠指检联合前列腺特异性抗原（PSA）检查是目前公认的早期发现前列腺癌最佳的初筛方法。因此到医院筛查前列腺癌的患者，医生通常会做直肠指检，还会抽血查 PSA。考虑直肠指检可能影响 PSA 值，应在抽血检查 PSA 后进行直肠指诊。

肿瘤的三级预防

当人们尽情享受国家经济发展带来的小康生活时，一个幽灵正在逼近，它就是癌症。癌症已经成为21世纪人类健康的第一杀手，癌症在我国正处于快速上升期，我国每年新发癌症患者约为260万人，死亡约180万人。除常见的肺癌、肝癌、胃癌、食管癌、大肠癌、鼻咽癌，还有宫颈癌、子宫内膜癌、卵巢癌、乳腺癌及前列腺癌、阴茎癌。肿瘤分良性和恶性两种，癌是恶性肿瘤多见的一类，占恶性肿瘤的绝大部分，所以人们通常以“癌”代表恶性肿瘤。

古希腊的Hippocrates最先将肿瘤称为癌，因为他观察癌的形状与多爪横行的螃蟹相似，英文Cancer的词义就是螃蟹。恶性肿瘤长得快，而且还会转移，危害人的健康，威胁人的生命。现代医学认为，癌症之根源在于基因，有两种涉及癌的基因——癌基因及抑癌基因。当人体受到各种不良因素的长期刺激而发生基因突变，就会不断地促使细胞快速生长，导致细胞组织癌变。而抑癌基因则是抑制细胞快速生长的基因，当抑癌基因因为某种原因丢失时，将导致恶性肿瘤的发生。

肿瘤的一级预防——建立健康生活方式

研究表明，肿瘤的发生约1/3与吸烟有关，1/3与膳食有关，1/3与感染、职业暴露和环境污染有关，仅1%~3%是遗传导

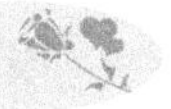

致的。可以说,这些癌症大部分与不健康生活方式有关。90%以上的肿瘤是人为促发的。因此,要积极改变不良生活方式和环境,就能有效预防40%恶性肿瘤的发生。

1. 不良行为习惯　吸烟不仅与肺癌的关系十分密切,还能诱发喉癌、食管癌、口腔癌、胰腺癌等;酗酒和不注意饮食卫生的人群容易诱发食管癌、胃癌、肝癌、肠癌、胰腺癌等消化道肿瘤;性行为过早、有多个性伴侣时,女性易患宫颈癌,男性易患阴茎癌或前列腺癌。不仅要养成饭前洗手的习惯,妇女还要养成大小便前洗手,防止人乳头瘤病毒(HPV)感染,预防宫颈癌。2009年美国最新研究显示,饮酒和肥胖不仅能促进乳腺癌的发生,还对乳腺癌患者的预后产生负面影响。乳腺癌患者在接受治疗后,肥胖或继续饮酒的患者更容易复发和持续。

2. 不良性格　"癌症性格"是癌细胞产生和发展的最佳媒介载体。比如带气吃饭容易患胃癌,长期失望自卑的女性易患宫颈癌,强忍怒火的人易患乳腺癌;性格内向、不善交往的青少年容易患脑瘤与淋巴癌等。

尤其是亲属中有癌症患者的人更要高度重视癌症预防,保证充足的睡眠和营养,戒烟限酒,不吃剩饭、不吃烧烤或腌制等食物,讲究饮水卫生,自觉检点自己的性行为;避免劣质装修材料,及时清除油烟。接触职业危害物质的从业人员,应加强自我防护,如每半年或每年进行一次健康体检,必要时做肿瘤标志物检查。另外,学会保持乐观情绪,善于自我安慰,与亲友和同事保持良好的关系。经常做深呼吸和到空旷的地方大喊几声,以清理情绪垃圾。有心理矛盾的人必要时应向心理咨询师进行心理咨询。阻断癌基因的产生,封闭其功能,从而达到抑癌的效果。

肿瘤二级预防——早发现、早诊断

肿瘤的发生、发展是渐进的过程,病因极其复杂多样,多数患者就诊时已属于晚期,失去了根治性治疗的机会。因此,提高肿瘤疗效的关键是早发现、早诊断、早规范化治疗,只要做到三早,约70%的肿瘤患者能够治愈。肿瘤的早发现、早诊断是肿瘤的二级预防。

1. 医学影像学检查　包括彩超、X线、CT或MRI检查,对实质性脏器肿瘤的诊断具有重要意义。彩超检查因便捷、价廉常作为首选检查项目,对于乳腺疾病必要时行乳腺钼靶X线片检查。由于CT及MRI检查具有图像分辨率高,且具有动态增强扫描的特点,对肝、肺、肾、卵巢、子宫、前列腺等脏器的检查效果优于单纯彩超检查。泌尿系统的肿瘤必要时行X线、CT或MRI等泌尿系统造影检查,可了解泌尿生殖系统病变和功能情况。对于肺部肿瘤检查应选择X线检查及CT检查。由于CT断层检查没有组织重叠,因而优于X线检查。对诊断困难的病变,可进一步行正电子发射断层扫描技术(PET)检查。

2. 内镜检查　内镜是一种任何仪器和设备都无法取代的检查方法。它在直观下、清晰度高、无创伤、可直接取得病理标本等优势,通过病理学检查大大提高诊断的准确性。对食管、胃、结肠、膀胱、宫颈、子宫及卵巢等疑似癌症患者,分别采用食管镜、胃镜、肠镜、膀胱镜、阴道镜、宫腔镜检测和排查。

再先进的检查也不能替代传统的“望、触、叩、听”物理学检查方法,许多肿瘤如皮肤、乳腺、甲状腺、淋巴等表浅器官的肿瘤往往通过物理学检查被发现,进一步进行活体组织病理检查或组织穿刺细胞学检查可明确诊断。血、尿、大小便和体液(胃液、十二指肠液、胸水、腹水、痰液)检查都是不可少的基本检查项目。通过分泌物、脱落细胞检查出癌细胞的案例不少。有时直肠癌和前列腺癌,仅仅依靠肛门指诊就能查出,但是常因体检者怕麻烦,不乐意接受而不被人们重视。

肿瘤的三级预防——综合治疗和支持疗法

世界卫生组织认为,1/3 的癌症完全可以预防;1/3 的癌症用现有的医疗技术可以早期诊断,得到治愈;1/3 的癌症患者治疗后可减轻疼痛,延长生命。综合治疗的关键是依据肿瘤细胞的生物发展规律合理和有计划地使用各种治疗手段。安排合理的综合治疗方案,如手术、放疗、化疗及生物治疗的先后次序。对于中晚期癌、低分化或未分化癌、倾向于局部播散或全身转移的癌,患者一般情况较差,都应当考虑给予综合治疗,并加强护理和营养支持疗法。

肿瘤之根源在于基因,所以肿瘤的基因治疗被人们寄予厚望。但是,目前基因治疗尚处于实验研究和初级临床试验阶段。肿瘤治疗四种模式是手术、化疗、放疗、生物疗法。对于癌症治疗效果的评价,已不仅仅是让肿瘤消失或缩小,而是让患者改善生活质量,延长生命,这就是肿瘤的三级预防。

中医药治疗肿瘤主要应用祛邪扶正、软坚散结、清热解毒、化痰祛湿、通经活络、以毒攻毒的治法。虽然中药还不能够使肿瘤完全消除,但可以改善患者的生活质量,延长患者的生存期。

常见妇科、男科肿瘤标志物检查

通过对人体内多种不同生化物质指标的检测，判断人体患上某种癌症的风险，是肿瘤早期筛查诊断的一种有效手段。肿瘤标志物检测是迄今为止早期发现癌症的最优途径。捕捉癌细胞的蛛丝马迹，可于癌症早期预防。

肿瘤标志物是肿瘤自身产生的可反映肿瘤存在和生长的一类生化物质，是某些肿瘤在发生发展过程中分泌的特定的化学物质或脱落到体液或组织中的物质，能够用免疫学、生物学及化学的方式检测到。

肿瘤标志物在临床上主要用于对原发肿瘤的发现；肿瘤高危人群筛查；良性和恶性肿瘤的鉴别诊断；肿瘤发展程度的判断；肿瘤治疗效果的观察和评价及肿瘤复发和预后的预测等。

肿瘤标志物检测适用于一般人群、肿瘤普查和高危人群进行定期的肿瘤筛查，与传统肿瘤检查的影像学诊断如 CT、MRI、PET、超声多普列、X 线、刮片、穿刺、手术等及组织细胞学诊断相比较，肿瘤标志物检测取材方便，抽血即可检测，检测面广，一次可筛查多种肿瘤。

1. 血清 CA125　是上皮性卵巢癌和子宫内膜癌的标志物，80%卵巢上皮性癌患者血清 CA125 水平升高。但有的子宫内膜癌患者早期并不升高，故不单独用于卵巢上皮性癌的早期诊断。90%以上的患者 CA125 水平与病程进展相关，故多用于病情监

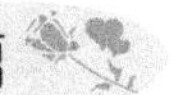

测和疗效评估。

2. 血清 AFP　对卵黄囊瘤有特异性诊断价值。未成熟畸胎瘤、混合性无性细胞瘤中含卵黄囊成分者,AFP 也升高。

3. CA15-3　是乳腺癌的标志物,30%~50%乳腺癌患者的 CA15-3 明显增高。卵巢癌、宫颈癌患者的血清 CA15-3 也可升高。

4. 血清人附睾分泌蛋白 4(HE4)　是继 CA125 后被高度认可的卵巢上皮性肿瘤标志物,目前推荐其与 CA125 联合应用来判断盆腔肿块的良性和恶性。HE4 是卵巢癌检测敏感性最高的肿瘤标志物,特别是早期无症状的Ⅰ期卵巢癌。研究表明,93%的浆液性卵巢癌和 100%的子宫内膜样卵巢癌组织中均有 HE4 表达。

HE4 与 CA125 联合是卵巢癌检测的黄金搭档,判断绝经前或绝经后盆腔肿块的良恶性,灵敏度为 92. 7%,诊断未绝经患者的灵敏度为 84. 6%,诊断绝经患者的灵敏度为 86. 3%。

联合检测能更好地鉴别诊断子宫内膜异位症与卵巢癌。HE4 不升高但 CA125 有轻微升高,可能为子宫内膜异位症;HE4 升高且 CA125 也升高,可能为卵巢癌。两者联合使用,可避免造成疾病检测的漏诊。

5. 人绒毛膜促性腺激素(HCG)　生殖肿瘤细胞标志物,血清 HCG 对非妊娠性卵巢绒癌有特异性,主要见于胎盘滋养细胞、生殖细胞肿瘤和睾丸肿瘤。

总 PSA(tPSA)、游离 PSA(fPSA),前列腺癌的首选检测指标,血清 tPSA 介于 4~10 纳克/毫升,游离 PSA(fPSA)水平与前列腺癌的发生率呈负相关,推荐 fPSA/tPSA>0. 16 为正常参考值,如 fPSA/tPSA<0.16 则发生前列腺癌可能性会增加。

事实上,肿瘤标志物升高不一定就是得了癌症,其筛查的意义在于提示作用。肿瘤标志物升高也可见于非肿瘤性疾病,如慢性肝炎、前列腺增生、子宫内膜异位症及服用某些药物等都有可能干扰检查结果。所以肿瘤标志物异常不要惊慌,要进行检查。

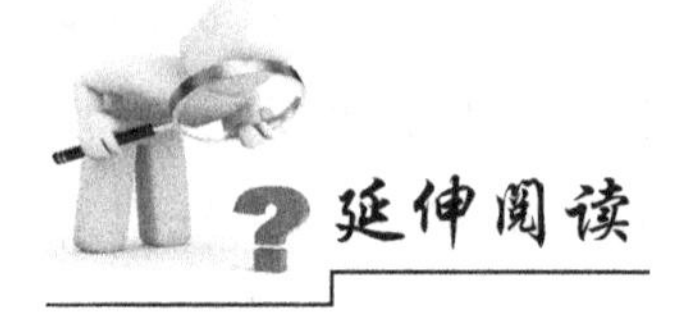

肿瘤的预警信号

在日常生活中要警惕 12 个肿瘤"预警信号"。一,身体任何部位出现原因不明的肿块并不断增大。二,经久不愈的皮肤溃疡。三,黑痣或疣迅速增大、变硬、不平、溃疡、出血。四,不规则阴道出血。五,进行性吞咽困难。六,久治不愈的干咳或咯血。七,持续性消化不良、上腹部不适、大便隐血。八,持续性声音嘶哑。九,无痛性血尿。十,便血或排便异常。十一,耳鸣、听力减退、鼻塞、血性鼻涕、头痛。十二,原因不明的较长时间体重减轻。

以下七种"武器"有助于发现癌症。一,血、尿、便常规检查可发现癌症的蛛丝马迹,特别是血常规出现异常,很可能是血液系统癌瘤的表现。二,肝肾功能检查可发现肝肾功能异常,慢性肝炎和肝硬化患者必查。三,肿瘤标志物有间接提示作用,但不具特异性。四,胸片可反映肺部情况,最好正侧位拍片,长期吸烟者必查。胸部低剂量螺旋 CT 是肺癌患者的首选。五,腹部 B 超可查出腹部各脏器状况,慢性肝炎和肝硬化患者必查;盆腔 B 超可了解卵巢、附件等情况。六,胃镜检查可发现胃、食管问题，长期生活不规律、暴饮暴食、有不良饮食习惯的人必查。七，肛门指诊是普查直肠癌、前列腺癌的最简单最有效的方法，长期便血或大便习惯改变者必查。

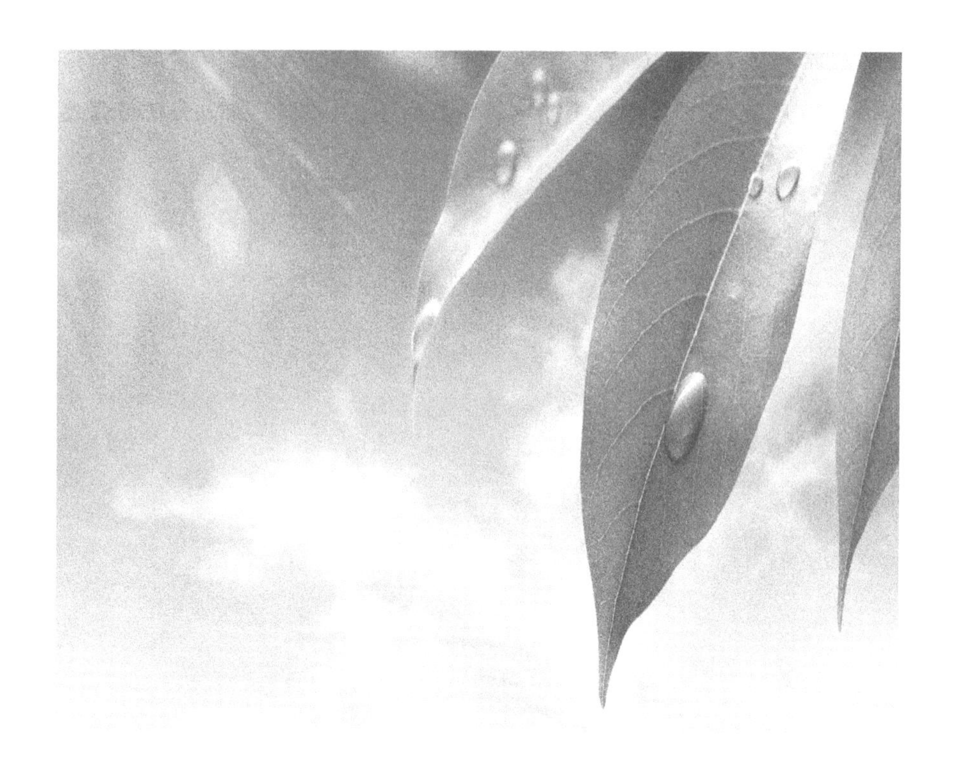

第八章　叙事医学实践

叙事医学在我国才开始从一个陌生的名词逐渐转化为一种医学实践。医学是门自然科学，又是人文科学，做好一名医生，一定要有高度的心智和医德，要思维缜密、技术娴熟，并心怀慈悲。在临床上特别在从事的生殖健康领域中不乏动人的故事。叙事医学是具有叙事素养的医护人员，遵循叙事规律践行的医学。关于医学，关于人性的思考，可以用故事来深入人心。开展叙事医学实践，用医疗故事和科普语言提升医者的爱心、同情心和责任心。叙事医学推动医学人文建设，修医德、行仁术，更加敬畏人生的选择——我是一名医务工作者。

一次紧急手术

有天下午，四五个老乡用竹床做成的担架，抬着一个大肚子孕妇，冲进了花园医院，大呼："救命，救命！"我和许多当班的医护人员迅速围了过来。担架上躺着一位30多岁足月孕妇，面色苍白，大汗淋漓，四肢冰冷，脉搏摸不清，血压低、心跳微弱，血色素只有3克，腹部可摸到胎儿肢体。诊断为子宫破裂大出血休克，患者呈濒死状态。我们给患者家属交代了病情，家属求医生尽量抢救，家属用最简捷的话说："你们就死马当作活马医吧！死了不怪你们。"家属的话给了我们很大勇气，我们立即把患者送进手术室，抬上手术台，此时患者脉细速，已出现潮式呼吸，血压测不出，瞳孔开始散大。

我们立即配血、输血，麻醉医生气管插管，我在手术台上立即进行体胸外心脏按压。此时，第一个单位血开始进入患者的血管，抓住转瞬即逝的机会，我将一瓶碘酒一下倒在患者腹部擦拭消毒，用最快速度完成了消毒铺巾。妻子虎宝杰闻讯赶到，亲自为患者做手术，很快切开腹腔，将已进入腹腔的死亡胎儿和胎盘一起托出腹腔后，见子宫破裂处在子宫下侧面，裂口不整齐无法缝合。先用消毒绷带卷压住两侧子宫动脉止血，果断行子宫破裂修补术，术中输血800毫升后，患者的血压、脉搏、呼吸、瞳孔慢慢恢复了正常。手术争分夺秒地夺回了患者的生命。术后经过心肺复苏的后期治疗，患者康复出院。

子宫破裂是产科中最凶险的并发症之一，不仅胎儿会死于腹中，也会造成产妇大出血死亡。那时医院还没有救护车，危重患者都是靠担架转院，送到我们医院的患者一个比一个危重。好在湖北农村家家都有竹床，紧急时竹床两侧捆绑上两条竹竿，很快就成了一副担架。尽管抬担架的人跑得飞快，但是母子死在路上的事常有发生。这些产妇多经农村接生婆处理，濒临死亡时才就医，等送到医院大都是休克状态，需要紧急抢救。

这场争夺生命的成功不仅是医生的胜利，更是患者家属的胜利。紧急手术要冒很大的风险，患者随时都有死亡的可能，是患者家属那句听似难听的一句话——“你们就死马当作活马医吧！死了不怪你们。”给了我们无限的信任，使我们有了胆量，放弃杂念，才从死神手中把这位患者抢了回来。从患者及其家属喜悦的眼神里，我感受到做医生是多么神圣和崇高。能从死神手中夺回的生命是多么珍贵！我们医生的一点付出，患者得到的是第二次生命，患者对医院和医生会感激一辈子。

医生这个神圣的职业，从来都是受人尊敬的。但是，当下由于种种原因，医院和医生的形象受到了严重影响。我认为这种现象与多种因素有关，但主要不是因为技术设备太差，医生水平不高，而是由于医疗保健服务商业化的结果。直接损害了医院和医生的形象。

什么是人性化医疗？它是指医生尽一切努力，甚至冒着很大风险为患者解除病痛，抢救生命的仁爱之心，又要尽可能降低患者负担，尽可能争取周全的服务和完美的结局。

一个敬重生命的人，才会善待生命；一个悲悯生命的人，才会珍惜生命。在手术台上，在手术刀下，面对一个濒死的患者，没有什么比抢救生命更重要。为了生命,尊重生命,抢救生命,百倍努力争取,才有了成功的希望。

此事要放在当下,详尽的术前谈话,烦琐的知情书签字,有时甚至是在患者家属的录音机、摄像机下进行的,可想医生的精神压力该有多大。在医患纠纷严峻的形势下,这些患者很可能就会丧失生命。抢救生命的关键在于时间,错过了时机,再好的设备,再精的技术,也挽回不了患者生命。

目前,医患关系紧张产生的根本原因在于缺乏信任。患者家属认为无论在什么条件下,患者患什么疾病,医生都应该治好,如果治不好,就是医生有错。患者的不信任,甚至无端怀疑,使医生动辄得咎。有的医生因此采取明哲保身的态度,对有风险的手术则能躲则躲,最终损失最大的还是患者。

有家医院急诊室收治一位急需立即进行手术抢救的患者,家属尚未来到,可若不立即施行手术,患者就会死亡。这位急诊医生大胆施治,同时请他的同事用手机录下抢救视频,当作证据以备将来向患者家属交代,最后这位濒死患者得救了。这件事一方面说明这位医生的责任心,另一方面也反映了当前的医疗环境、医生的艰难与无奈。只有患者和其家属理解和宽容,医生才能积极行医。医生要富有同情心,细心和热心地对待患者,真正将患者当作朋友,这样医患关系才会得到改善,医疗技术才会不断提高,医学才会不断发展,患者才能得到实惠,医患双方才能双赢。

两个病例的启示

1979年,我在花园医院外科工作。有一天,从乡下来了一对结婚8年没有生育的年轻夫妇。男方略识文化,长得一表人才,是农村生产队会计;女方健康、漂亮,没有弱智的表现,是亲亲热热的一对夫妻。我检查男方外生殖器官正常,精子检验正常。从妇产科传来的女方检查结果令我吃惊不小,女方是个先天性无阴道患者,俗称"石女"。我问到男方的性生活,男方回答说他们可以同房。弄得我一头雾水,真不明白他们俩是咋同房的。

有一天一个山区的姑娘跟她妈妈找到了我,说孩子十七八岁啦,从来未来过月经。这个姑娘身高160厘米左右,身材苗条,亭亭玉立,少女型乳房。妇科检查,见形如女性外阴,阴蒂稍肥大但无阴道,B超检查未见子宫和卵巢,双侧腹股沟部触到形似蚕豆大小包块。查激素六项示睾酮970纳克/分升。做了染色体检查,半个月后结果出来了,染色体为46XY,这是一个典型的男性假两性畸形患者。患者的女性第二性征,是在长期女性身份心理影响下形成的。家长和患者表示愿意选择女性身份,后来做了隐睾切除术和阴道成形术。

我们根据当时技术条件,给上述两个先天性无阴道病例做人工阴道羊膜移植术,并详细说明了手术只能恢复正常性生活,不能解决生育的问题。

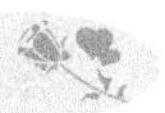

手术在骶管麻醉下进行，常规外阴消毒，在阴道前庭部中央取一长 4 厘米的弧形横切口，先水平方向，然后微向后上方进行钝性分离（左手食指深入直肠作为引导）。分离长约 10 厘米、宽约 7 厘米，此处为膀胱直肠之间是脂肪组织间隙，手术时沿这个组织间隙，分离出血不多。

用金属两叶窥阴器，将已分离的间隙撑开，确定间隙够大。然后在窥阴器外面套上避孕套，先将准备好的新鲜分娩的羊膜（事先已放入加有青霉素的生理盐水中，浸泡 2 小时），用无菌生理盐水洗净，手术时将大块羊膜盖在避孕套上，纳入新造的阴道空腔。沿窥阴器将消毒绷带以折叠方式紧紧填入空腔内。取出窥阴器，丝线间断缝合外阴前庭切口，使空腔暂时闭合，以保持无菌。术后 10 天拆除阴道口前庭缝线，取出填塞的绷带及避孕套。冲洗阴道口，换入阴道模型，每天冲洗外阴、阴道，并更换阴道模型一次。让阴道黏膜自阴道口沿手术形成的阴道壁，向上爬行直达阴道顶端。

目前，治疗先天性无阴道的术式甚多，如人造阴道洞穴覆盖物可用大腿内侧游离皮片、小阴唇皮片，也可用小肠替代阴道及腹腔镜下腹膜代阴道成形术。近年来，有损伤更小的生物膜代阴道成形术。羊膜移植阴道成形术操作简单，滑润有弹性，与自然阴道近似，符合生理要求，但术后护理时间长，现在医院已经较少采用，但是，当时无条件开展复杂手术的情况下，还是一个不错的选择。

人们生殖健康知识的缺乏，所产生错误或荒谬的行为称为性盲或性无知。如一对新婚夫妇房事完毕后，因阴茎松软而导致避孕套脱入阴道，用手指自行取出即可。夫妻却惊恐万状，担心避孕套掉入腹腔而发生意外,由家人用担架抬来医院急诊。缺乏性知识的性盲有时也会发生在高文化人群中,如自以为怀孕不用生殖器的相互接触,错误认为小生命的结晶是靠两人物理分子相互撞击产生的。

世界卫生组织(WHO)给予生殖健康的定义是:“生殖系统及其功能和过程所涉及的一切事宜上,身体、精神和社会等方面的健康状态,而不仅指没有疾病或不虚弱。”现在我国政府十分重视生殖健康事业。我们在退休后成立生殖健康研究所的初衷,就是为了生殖健康的知识传播和教育。这一选择与我们当初在接诊两位患者时受到的启发不无关系。

子宫脱垂妇女的痛苦

子宫脱垂是指子宫位置下降,严重者子宫甚至完全脱出阴道,脱出体外的子宫像茄子那样吊在体外,使人行动不便,湖北地区俗称“吊茄子”。子宫脱垂常并发阴道前后壁膨出,常因宫颈暴露在阴道口外,摩擦造成宫颈阴道损伤,宫腔感染,分泌物多,尤其是夏天,异味大,易招苍蝇,令人痛苦不堪。

子宫脱垂常发生在偏远农村,特别是南方地区,女性因水田耕作,劳动负荷大,产后得不到很好的休息,劳动过早过重,加之当时医疗技术落后——土法接生,分娩时会阴破裂没有及时修补,骨盆底肌肉撕裂,张力下降,更易患产后子宫脱垂。现在,随着人们生活水平和基层妇产科技术的提高,像这些病已逐年减少。

1974年,按照上级指示,我们成立了治疗子宫脱垂手术队,深入到公社卫生院、大队卫生室,开展这一现在看来必须在大医院设备先进的手术室才能做的复杂手术。

我们医疗队来到了小河卫生院。有一天,乡下送来了一个60多岁子宫脱垂的患者,子宫脱垂已35年,她身体瘦弱,缠着小脚,走路时只能叉开双腿,步履蹒跚,痛苦不堪。加之子宫颈长期摩擦,经常破溃发炎,她不仅不能下地劳动,就连操持家务也颇感困难。她和她的家人坚决要求做手术,我们将手术有风险告知她的儿女,她家人说:"这是我们为老人家尽的孝心,做好做坏都无怨。"他们这番话给我们带来了信心。我们决心接收这位患者,在当地卫生院为她做阴式子宫摘除术。

手术前一天,患者全家在卫生院旁边的一个餐馆内吃了一顿团圆饭。手术那天,这位老太太从里到外穿了三套全新的衣服,家人还抬了一张竹床做成的担架,放在手术室旁边,如果手术失败,就直接抬回家中。这一举动使我们非常感动,我们心想一定要全力以赴做好手术,争取一个最完美的结果。

我们进行了认真的术前讨论和细致的手术准备,把各种可能发生的情况都考虑在内。患者为Ⅲ度子宫脱垂,病史有30多年,盆腔韧带肌肉松弛,子宫脱出体外,伴有严重的阴道前后壁膨出,如果采用安全简单的腹壁或骶骨前子宫固定悬吊的手术,肯定解决不了问题,又没有条件做盆底重建手术或经阴道子宫全切术。无疑采用曼氏手术,包括阴道前后壁修补术及宫颈部分切除术是最佳方案。但是,这个手术要冒一定风险,看来只有将困难和风险留给自己啦。

曼氏手术是在骶神经封闭加局麻下进行的。妻子虎宝杰担任主刀，我当助手，为了减少出血，分离、结扎、止血、缝合……一场无声的战斗在飞刀走线中紧张而顺利地进行，手术操作细致入微，不可丝毫马虎。经过两个多小时，手术没有输血，顺利成功。患者经过术后护理治疗，渐渐恢复了健康，多年的病痛一朝解除，告别了30多年的痼疾，令全家喜出望外。

出院那天，村里人敲锣打鼓送我们一面锦旗。老人回到村庄，还燃放起鞭炮庆贺。我们治疗过许多患者，从没有谁像这个患者那样给我留下如此深刻的印象。

医生是一种特殊的职业，我们手中握着的是一个个鲜活的生命，因此，需要有强烈的社会责任感。那时，医生收到的是感谢的话语和鸣谢的鞭炮声。医生走到哪里都能感受到人们投来尊敬的目光。像这样大的手术，所有费用仅200多元，且由国家专项资金报销。对这台手术的成功，当地的报社记者还写了专题报道。

医患矛盾是复杂的问题，医疗纠纷中有80%是因为交流不好。原因往往是医生在医疗过程中，只关注疾病而忽视了患者，包括患者的身心感受。实际上，医生和患者是一条战壕里的战友，为了一个共同目的——战胜疾病而共同战斗。我至今怀念那医患关系亲如一家人的日子。

命运多舛的尿瘘农妇

尿瘘常见于膀胱阴道瘘，多因分娩损伤造成膀胱或输尿管与阴道相通，膀胱失去了贮尿功能，以致尿液通过瘘口不停排出体外，其痛苦可想而知。

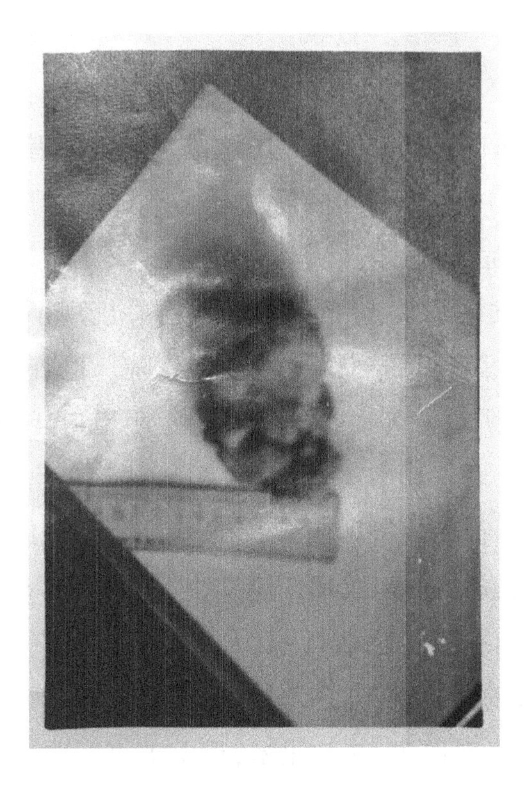

我和妻子虎宝杰同在花园医院，分别担任外科和妇产科主任。1979 年 6 月的一天，妇科收治了一位姓晏的 50 多岁的尿瘘女患者。患者于 1973 年四处借钱，到武汉做了“阴式膀胱阴道瘘修补术”,手术未成功。患者因为漏尿,终年睡在草垫上,尿湿的稻草堆积起来成了肥料。她从未穿过一条干净的裤子,走到哪里都带去一阵尿骚味,受人嫌弃,失去了做人的尊严。

我的妻子是妇产科医生,此前参加过地区组织的尿瘘手术队,在各县医院巡回做了30多例尿瘘手术,取得了一定的经验。我也从武汉进修了泌尿外科回到医院,我俩商量后,决定在花园医院为她做腹膜外经膀胱尿瘘修补术。手术切开膀胱,直视下进行,视野清楚,手术取得了成功,可以想象,患者的心情是何等喜悦!

1984年妻子参加援阿尔及利亚医疗队归来,随我调到孝感市第一人民医院。1986年1月,这位姓晏的患者到孝感一医院找到了我,说1979年手术后恢复了正常排尿,但近两年又出现了尿频、尿痛症状,近来会阴部疼痛加重,又出现了漏尿现象,下腹及阴道阵发性坠胀、疼痛,行走不便,并出现了排大便困难症状。当地卫生院怀疑直肠癌,遂转来我院。检查见外阴及大腿内侧有湿疹,阴道壁充血,尿骚味重,距阴道口4厘米处有一粉红色圆形石样硬状物堵塞,阴道触痛,无法窥见宫颈。直肠指检查发现直肠已被硬块挤压变窄,诊断为巨大膀胱结石,继发膀胱阴道瘘,结石嵌顿尿瘘口,向阴道突出,压迫直肠。次日,在骶椎麻醉下行阴道取出膀胱结石术,因结石太大且嵌在阴道壁破裂口,整块取出尿瘘口损伤更大,我们将结石部分钳碎,取出一巨大膀胱结石:6.8厘米×5.5厘米,重121克。取出结石后,膀胱阴道瘘口可容二横指,无活动出血,经抗感染治疗后出院,准备行第三次膀胱阴道瘘修补术。

结石标本经检验鉴定为草酸盐结石,可能是长期尿瘘形成慢性膀胱炎症，影响尿中晶体和胶体的平衡，炎症坏死组织作为结石的核心，形成不稳定的高胶体沉积。加之患者长期卧床，影响了钙的代谢，血钙、尿钙增加，促使结石发生。结石逐渐增大，压迫膀胱阴道瘘修补的瘢痕处，穿破膀胱壁和阴道壁造成了膀胱阴道瘘复发。巨大结石部分进入阴道，引发患者直肠受压变窄，致使患者出现了排大便困难症状。

取出膀胱结石后，患者的疼痛症状很快消失，我们嘱其等身体康复后再做修补术。后来，我和妻子就调回了郑州老家，这个患者后来手术否？效果如何？令人牵挂。

像这种巨大的草酸钙结石形成与饮食质量有关，在我早年从医过程中曾多次遇到过。现在随着生活水平提高，人们饮食质量改善，巨大结石患者明显减少。

妊娠并发脾动脉瘤破裂出血

我于 1985 年 9 月 30 日遇到一例罕见妊娠并发脾动脉瘤破裂患者。患者马某，女，30 岁，第二胎，妊娠 7 个月，上腹部疼痛 3 天，疼痛向左肩放射，伴恶心、厌食及少量阴道出血，转入我院妇产科。

检查所见患者发育正常，营养中等，心肺无异常，左上腹压痛但无反跳痛，子宫轮廓清楚，宫底在脐上二指，枕前位，胎心好，有不规则宫缩，阴道少许出血。入院后阴道出血停止，可下床活动。

住院 2 天后，患者腹痛突然加剧，呈急性贫血面容，出冷汗，血压下降至 70/40 毫米汞柱，满腹压痛反跳痛，腹部叩诊有移动性浊音，但子宫轮廓清楚。左下腹穿刺，抽出不凝固血液 5 毫升，血色素 4. 5 克，红细胞 1. 72×10^7/毫米^3(即血红蛋白 45 克/升，红细胞 1. 72×10^{12}/升)。

初步诊断为"自发性脾破裂"，立即在输血输液下行剖腹探查术。术中见腹腔积血约 1 000 毫升，吸出积血，见脾动脉近脾门处有一成人拳头大小血肿，清理血肿后见直径约 3 厘米囊性动脉瘤，其上一个小破口处有鲜血溢出。我立即用脾蒂钳控制脾蒂，自脾动脉瘤近端行脾切除术，手术过程顺利，经抗休克、抗感染，术后恢复正常。

术后 46 小时，患者出现阵发性腹痛，阴道顺利分娩一死女婴，胎盘完整、宫缩好。腹部切口于术后 7 天拆线，伤口一期愈合，术后 17 天痊愈出院。于 1987 年 1 月第三胎足月顺产一活男婴，母子健康。术后 3 年随访，患者劳动力恢复，身体健康。

动脉瘤自发性破裂率达 46%以上，患者常因来不及手术而死亡；患者和医生往往对动脉瘤缺乏认识。1916 年 Halsted 进行的一项有意义的动物实验。他以铝环围绕狗的主动脉，使其产生狭窄，不久在狭窄处的远端发生了主动脉瘤。这就说明，血流急湍地通过狭窄部分后流速减慢，血流高速前进时产生的动能化为位能，形成了血流对血管壁的压力。局部有两种快慢不同流速的血液冲撞，因此，血管狭窄的远端 1～3 厘米处管腔受到的打击最剧烈、频繁。如果一段动脉壁经常地、无休止地受到大的侧压力的冲击，血管壁的再生修复能力丧失，血管腔壁扩张，则最终形成动脉瘤。

随着经济的发展及营养状况的改变，动脉粥样变及高血凝状态、动脉血栓形成的患者急骤增加，这是目前国人动脉瘤高发的主要原因。动脉瘤可发生于人体的所有大小动脉，如果是重要脏器如脑血管和心血管主动脉一旦发生动脉瘤破裂，那将会发生致命的危险。

患者入院前3天有上腹痛向左肩部放射，且伴有恶心厌食，经当地医院服致酸剂、注射解痉药物不见好转。出现上述症状，可能是出血刺激胃肠道、血肿压迫腹腔神经丛，引起消化道症状。患者在入院2天后，突然绞痛加剧，出现严重内出血症状，那是因为凝血块脱落、引起血肿破裂后大量出血，造成血性腹膜炎。

现在彩色多普勒已经普及，有利于动脉瘤的早发现、早治疗。脾动脉瘤在临床上比较少见，所幸患者是在住院期间发生了脾动脉瘤破裂致大出血，经紧急手术顺利成功。

下肢静脉曲张引发肺栓塞

有位60多岁的农民女患者，多次发生昏厥、休克，请我会诊。患者有双下肢静脉曲张，半个月前自外地乘火车回家，没有买到坐票，一路站着。回家不久，发现右下肢静脉曲张处肿胀发红，并未在意。晚上，在去室外厕所的路上，一阵头晕，险些昏倒。家人将其扶回床上，患者即感到呼吸困难。休息一晚症状稍有缓解，并未引起重视。第二天在床上休息时又突然发生呼吸困难、急诊入院。

患者首先做了心电图检查，提示心脏供血不足，但未发生典型的心肌缺血坏死。我首先想到了“病在腿，阻在肺”的问题，疑似下肢静脉曲张栓塞形成血栓脱落，引发急性肺栓塞。急诊查肺 CT，见右肺有楔状阴影，诊断为肺栓塞，遂开始溶栓治疗。

肺栓塞发病急，在临床上与心肌梗死有许多相似之处。肺栓塞是下肢深静脉血栓脱落，随下腔静脉经右心房、右心室进入肺动脉，引起肺栓塞。肺栓塞十分凶险，死亡率极高，应引起高度重视，错将肺栓塞当作心肌梗死，因为两者的治疗原则上有很大区别。

下肢深静脉血栓的形成，是常见的血管病之一，在血流缓慢，静脉壁损伤或呈高凝状态下，下肢静脉回流障碍，血液在深静脉内凝结，容易形成血栓。深静脉血栓一旦脱落，随血流进入肺动脉，引起凶险肺栓塞。绝大多数肺栓塞患者常在发病几分钟或几小时内死亡。国外调查表明：未采取预防措施的骨科大手术术后，深静脉血栓形成的并发率为 50%，可见肺栓塞发病率并非少见，只是未引起广泛重视而已。

肺栓塞的临床表现缺乏特异性，胸痛、咯血、呼吸困难三联征仅发生于极少数患者中。呼吸困难和胸痛的发生率达 80%以上，临床上与心肌梗死非常类似，咯血仅见于慢性肺梗死患者。突发呼吸困难、晕厥常常是肺栓塞的征兆。

当患者出现胸闷、心慌、憋气、呼吸困难等症状时，最先考虑到的往往是心肌梗死，最快捷的检查是心电图。所以，当心电图的检查结果不能完全支持心肌梗死时，必须想到肺栓塞的可能，并应做进一步检查。血气分析是肺栓塞的特殊检查方法之一，可以了解患者是否缺氧或过度通气;凝血系统检查有助于分析患者的凝血机制是否正常;心脏超声检查可鉴别心肌梗死;下肢深静脉超声检查可判断是否有下肢深静脉血栓形成。但可靠诊断价值是多排螺旋 CT 肺动脉造影、肺通气灌注扫描。其治疗原则包括肺栓塞溶栓治疗或内窥镜介入治疗,但应依据患者的具体病情和医院的技术设备而定。

血栓性疾病有两大类,即动脉血栓和静脉血栓。人们对动脉血栓性疾病如心肌梗死,周围动脉栓塞如脑卒中、颈动脉狭窄、内脏和肢体动脉狭窄已不再陌生,但是,对静脉血栓栓塞症的危害性往往认识不足。

丹麦一项流行病学研究表明:动脉血栓与静脉血栓互为因果,对于卒中的患者要想到预防静脉血栓,对于静脉血栓的患者则要想到预防卒中。静脉血栓病与动脉血栓病有相同的诱因和相似的病理基础,常与高血压、高血脂、高血糖相关联,也与不良生活方式和环境因素有关。据估计,美国每年大约有 60 万例肺栓塞发生,5 万～20 万患者因此死亡,仅次于恶性肿瘤和冠心病。临床上未进行正规治疗的肺栓塞患者死亡率约为 30%,而及时接受现代治疗的患者死亡率仅为 2.5%。另据尸检显示,30%住院患者猝死原因是肺栓塞,其复发率较高,约 30%死于肺栓塞复发。所以,下肢大隐静脉曲张的患者要及时治疗。肺栓塞早诊断、早治疗、防复发,可降低其死亡率。

这里特别提醒的是,肺栓塞多数来自下肢深静脉血栓形成。在医疗设备完善的今天,彩超诊断深静脉血栓是比较容易的,青少年朋友也有偶发者,久坐电脑前、乘坐经济舱长途旅行者,要注意下肢活动。

肺栓塞与动脉粥样硬化有密切关系，是典型的生活方式病之一。所以，调整好饮食结构，控制体重，戒烟限酒，少盐，多饮水，保持良好心态，坚持有规律体育活动，有助于降低高黏血症，对预防肺栓塞有重要的意义。

布-卡氏综合征

2011年某天，一位30多岁下肢水肿的女性患者来门诊就诊，初步检查排除了心、肾性水肿。对患者做了望、触、叩、听诊全面的物理学检查后发现，患者双下肢水肿，双下肢轻度静脉曲张，但腹壁静脉曲张尤其明显。用手指沿曲张的腹壁静脉自下而上推行，见暂时消失的腹壁曲张静脉很快充盈。曲张的腹壁静脉而自上而下推行，腹壁静脉充盈较慢。进一步体检发现，患者有脾肿大、少量腹水等门静脉高压的体征，此时我初步诊断为巴德-吉亚利综合征，即布-卡氏综合征是由肝脏静脉及其开口以上的下腔静脉阻塞性病变引起的，以门静脉高压为特征的一组疾病。最常见者为肝静脉开口以上的下腔静脉内隔膜和肝内静脉血栓形成。检查发现，患者有脾肿大、轻度腹水、腹壁静脉曲张等门静脉高压的症状。

门静脉高压症分为肝前、肝内和肝后三型。我国北方，多见肝炎后肝硬化；南方以慢性血吸虫病性肝硬化多见。肝炎后肝硬化属于肝内型硬化，患者会较早地出现“钞票脸”（面部小血管扩张）、朱砂掌（手掌大小鱼际呈红色的）。肝前型门静脉高压症常见病因是肝外门静脉血栓形成。肝功能损害较轻。一般没有肝细胞性肝硬化那么严重。

巴德-吉亚利综合征是典型的肝后型肝硬化下腔静脉高压和门静脉高压症,早期有劳累后右上腹胀痛、肝脾肿大的症状。发展期有腹水、双下肢水肿、胸腹壁乃至腰背部静脉曲张,可伴有食管静脉曲张,以致发生食管静脉曲张破裂大呕血的症状;晚期患者呈恶病质状态,腹大如鼓,骨瘦如柴,如蜘蛛人。因此,一经诊断,应尽早手术治疗。

目前彩超检查已经普及,为早期发现肝静脉或下腔静脉阻塞提供了诊断依据。下腔和(或)肝静脉造影有确诊意义,是诊断此病的金标准,手术治疗是正确的选择。

会诊手记

●尿潴留病妇

有位中年农村妇女因发生尿潴留入院。因为女性尿潴留患者在临床上比较少见。我给患者进行了膀胱镜检查,排除膀胱内病变,并自行制作膀胱测压简易装置,确定为下神经源性膀胱尿潴留。血生化检查提示血糖 17 毫摩/升,这位女性尿潴留是因为糖尿病的并发症引起的。通过对这个患者的全面检查,对病情的讨论、分析,使医生的思路开阔、糖尿病引起的神经受损会造成尿潴留有了认识,从而做出正确诊断,使年轻的医生们有了疾病鉴别的思路。

●尿失禁的小女孩

6床的患者是个天真可爱的小女孩,已经十多岁了,患儿虽能排尿,但从小时就有尿失禁,穿不上干净的裤子。查房后我把患儿带到外科检查室,在无影灯下,仔细对会阴进行视诊检查。最后发现患儿阴道前庭外有个芝麻大的小口在遗尿,原来这女孩患的是先天性输尿管异位开口。我选择了最细的输尿管导管,沿会阴尿道异位开口插入,进行了逆行肾盂造影和静脉肾盂造影检查比对。诊断明确了,患儿为左侧双肾、双输尿管畸形,其中一条输尿管异位开口于阴道口的前庭部。后来,将对异位开口进行了移植至膀胱手术,从此小女孩终于恢复了正常排尿功能。

●输尿管癌

从河南新乡转来一位50多岁男性电业职工,主诉:血尿,仅有腰部不适,但无肾绞痛。尿常规检查,尿中有大量红细胞,彩超提示左肾轻度积水,排除肾和膀胱结石。因为输尿管中段是彩超检查盲区,无痛性血尿要想到泌尿系统肿瘤的问题,患者要排除输尿管中段结石。为患者进行了膀胱镜检查和输尿管插管逆行造影术,最后诊断为左输尿管中下段肿瘤所致的肾积水,使诊断和治疗少走弯路。

●嵌顿性疝引起的急性肠梗阻

急诊室收治了一位呕吐、腹胀、阵发性腹痛6小时的男性患者。X线腹部透视检查,可见十几个液平,诊断为肠梗阻,原因不清。我第一检查动作是掀开患者的盖被,完全暴露出会阴,瞬间诊断明确。这是一例右腹股沟斜疝嵌顿引起的急性肠梗阻。我提醒大家,凡遇肠梗阻的患者先查会阴部,首先排除引起肠梗

 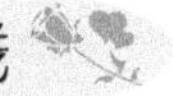

阻的常见病因——疝嵌顿，令大家感慨不已。

一本《微循环与休克》讲义

休克严重地威胁患者的生命安全，几乎所有危重伤病员的抢救都涉及休克，所以，休克的正确诊治关系着患者的生死存亡。因此，每个临床的外科医生迫切需要了解和掌握休克的发生机制和抢救措施。

当时医学杂志停刊，医学图书停止发行，我们无法获取新的医学信息，对休克的知识无法更新，对休克的诊治感到茫然。翻开我学生时代的外科讲义，休克的定义和描述还停留在休克是一种严重的病理综合征的认识水平。讲义上讲休克是指血压下降、面色苍白、皮肤湿冷、生理系统呈抑制状态等一组症候群。因此，把血管收缩药当作治疗休克的主要手段，其结果是患者血压虽然短暂提升，但总免不了最后全身衰竭的结局。

武汉军区总医院（现广州军区总医院）是武汉地区比较大的医院，我的老同学杨永珍医师就在这所医院就职。他先后担任医院医务部部长和院长之职，杨永珍又是我的同乡发小，因此，他那里成了我到武汉的落脚地，也是当时我获取医学信息的地方。

1974 年杨永珍同学送给我一本名为《微循环与休克》的讲义小册子。这本册子是军队内部印制的，没有作者姓名，封面上注明的“内部资料，仅供参考”几个小字十分醒目。

我如获至宝，带回家认真阅读，知道了国际医学界对休克的血流动力学、生物化学改变、血液流态及凝固学有了深入研究和描述，微循环功能障碍已成了休克的主流学说。休克已从一组症候群的认识水平，提高到微循环灌注不足，代谢产物堆积，体液代谢改变，造成弥散性血管内凝血（DIC），生命器官广泛微血栓形成的继发性损害的认识水平。在这本小册子里，作者详细论述了不同类型休克和休克的不同阶段的生理病理变化及血管受体药物在休克发生发展各阶段中的应用，这使我较早地将血管扩张药物用于休克早期抢救中，取得了较好的治疗效果。

心脏通过强有力的节律收缩，将带着氧气和营养物质的血液经大动脉、小动脉和毛细血管输送到全身各组织器官。毛细血管壁很薄，仅有一层内皮细胞，小分子物质很容易通过毛细血管壁，与细胞、组织进行物质交换。将动脉血携带的氧和营养物质输送给细胞、组织。进行物质交换后的静脉血，沿静脉系统如小静脉、大静脉流回心房，将其代谢产生的二氧化碳带到肺，呼出二氧化碳，吸入氧气，进行气体交换。代谢产生的废物，通过肾脏排出体外。心脏日夜不停地工作，血液循环才得以周而往复，维持细胞、组织、器官的新陈代谢，维系着人的生命活动。

我从这本小册子上不仅学到了微循环的许多新知识，而且还悟出了一个道理，即如果你选择了医学这个职业，那就必须做好一辈子不断学习的准备。毫不夸张地说，目前人类对自身的了解，尚不如对日月星辰和太空的了解。当代科学技术发展日新月异，临床医学上仍然有许多生命和疾病的奥秘需要我们去探索。

作为一个医生，如果不懂得人体的微循环结构和功能，就不

 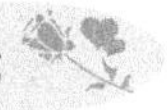

能正确处理不同类型的休克和不同阶段休克的患者。当时，这本小册子虽然不能涵盖近代医学对休克更全面的阐述和解读，但它却是引导我对休克正确认识的一盏明灯。

外科学是临床医学中重要的分支之一，作为一个外科临床医生，不仅要掌握基础医学知识和其他临床各科知识，还要认真学习掌握基本操作，如无菌术，水、电解质代谢和酸碱平衡、麻醉、复苏、术前准备和术后处理，外科营养和外科感染，特别是对休克的正确认识和处理等。

也正是受这本小册子的启发，我产生了收藏图书的嗜好。这本薄薄的小册子至今还珍藏在我的书柜里，也珍藏着我与杨永珍同学的情谊。

在那视图书如粪土的年代，我却完成了中华外科杂志的收集，后来将其装订成册，珍藏在我的书柜里。我总在想，我已到了老年，若将这些成套的杂志献给一个新成立的医学院校，作为珍贵的科技资料收藏，兴许会发挥它更大的作用。

理学诊断是妇科和外科医生的基本功

1963年我于同济医学院毕业，正赶上贯彻大学毕业生劳动锻炼一年的政策文件下达。这就是说，我们这届毕业生不能直接进入医学临床工作，要下到农村劳动锻炼一年，因为流动性大，除必带的行李外不可能带更多的书。

当时我在新华书店恰巧发现了一本好书，即由上海科学技术出版社出版的《临床外科理学诊断》，英国 H. 培莱编著，由上海医学院吴祖尧、郁解非教授在 1956 年翻译的。这本书在外科疾病的理学诊断方面给青年医师指出了一个正确方法。且译文言简意赅，精辟易记，插图甚多，示范性强，真是外科医生入门的好书。该书为 32 开本，十分方便随身携带，我无论走到哪里，一有空就翻看，在下乡一年中我反复读了好几遍，这对日后我的外科诊断技能有极大的帮助。

我们开始从医不久，“文化大革命”开始了，国民经济发展迟缓，饮食质量差，上消化道溃疡的发病率很高，许多患者需要外科治疗。但是引起上腹部疼痛的疾病很多，最为常见的如慢性胃炎，在临床上，常与上消化道溃疡病相混淆。当时一般医疗单位尚未开展胃镜检查，仅采用钡餐 X 线检查，诊断常出现误诊。如果手术适应证选择错了，会将胃炎当作溃疡病进行手术治疗。

我在确定上消化道疾病手术治疗前，都要坐下来与患者深入交谈，详细询问患者病史。将钡餐检查作为参考，认真地进行腹部望、触、叩、听等物理学检查，避免了误诊。如果耐心问诊，甚至可判断是十二直肠溃疡或胃溃疡。因为胃溃疡导致腹痛的表现有像跳慢三步舞节律，餐后过一段时间出现上腹饥饿性疼痛，适量进食后疼痛可短时缓解。

现在溃疡病的诊断可依靠胃镜下影像观察，也可直接取组织活检、幽门螺杆菌检查，术前诊断准确率得到提高。尽管如此，详细正确的理学诊断仍十分重要，特别对腹部的疾病诊断仍然是很有帮助。

一个临床外科医生，在任何时候都不要放弃理学诊断。要记住这句话：再先进的影像学检查和临床检验都是提供外科医生分析疾病诊断的参考，决不能把仪器的检查结果先入为主地当作唯一的术前诊断依据。

我从事临床工作之初，是从血吸虫脾切除开始的。那时B超技术不成熟，肝脾大、腹水等体征主要靠医生望、触、叩、听等理学检查方法诊断。晚期血吸虫病普查工作常在水利工程的工地现场进行，工地上常常连张床都没有，一个医生一天检查几百号人，也没有条件让患者放松腹肌进行体检。从这本书上我学到了讨贝氏鼓音区叩诊方法，左下胸肋部呈鼓音，是因为左前肋下部为胃内含气所致。上为肺下缘及膈，右为肝左叶，左为脾脏，下为肋弓。如果叩诊呈浊音或鼓音区缩小或消失，最常见的原因是脾大，其次是心包积液、左侧胸腔积液，或者是肾脏增大。同时，肿大的脾随着呼吸运动上下移动，它锐峭的前缘正对着前下方，通过触诊，可以触到脾脏的切迹，也可发现肝脾大的边界和大小。也可采用叩听法，将听诊器的听诊头放在腹下部，用另一只手的中指弯曲90度，沿肝区或脾区自下而上移动叩诊，同时配合听诊。当叩诊到肝脾时，听诊时音质发生明显变化，从而可以确定肝脾的下界，了解脾是否肿大。另外结合移动性浊音的叩诊方法（利用液体因重力作用而移动浊音部位随体位改变的物理学原理），还可以检查有无腹水。

这种理学检查方法十分简便、可靠，只要手法正确，发现肝脾大、腹水是不困难的。现在各种器械设备完善，已有三维彩超、四维彩超、CT、磁共振成像等许多先进诊断设备。但是，我认为理学诊断技术仍不可偏废，当仪器设备检查出现矛盾报告时，准确的理学检查仍不失为好的诊断方法，它可为诊断和治疗决策提供正确的依据,是预防漏诊和误诊的好方法。

怀念裘老

居里夫人说:“一个人不管取得多大的成绩,都应该饮水思源,应当记住是老师为他的成长播下最初的种子。”

2008 年 6 月 14 日,一代大师、中国现代外科开拓者和奠基人之一的裘法祖院士驾鹤西去。但每当忆起裘老的谆谆教导,一切仿佛就在昨天。今年(2018 年)是裘教授逝世 10 周年,谨以此文寄托对裘法祖老师的哀念。

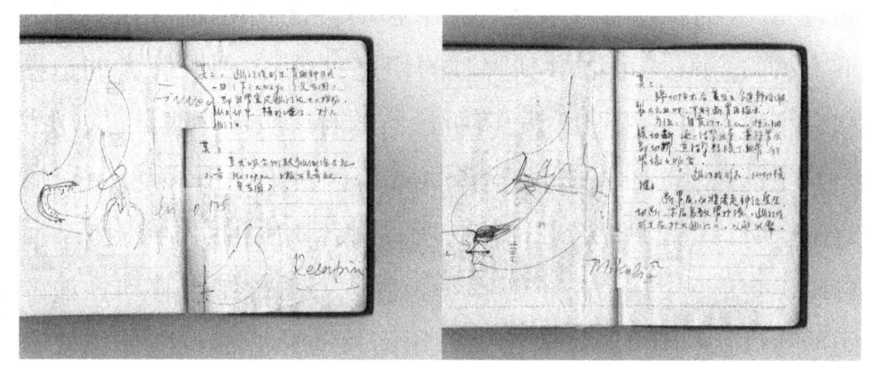

裘老来到我们手术队

我于 1963 年毕业于同济医学院(当时更名为武汉医学院),参加了一年的劳动锻炼后,被分配到湖北孝感工作。当时孝感血吸虫病猖獗,湖区不少村庄变成了瓦砾遍地的废墟。许多晚期血吸虫病患者大量腹水，巨大脾脏使腹部异常膨胀，水肿、消瘦、严重贫血、侏儒，丧失劳动能力，有的妇女不能生育，特别是食管静脉曲张大出血、猝死的患者村村皆有。遵照中央"一定要消灭血吸虫病"的指示精神，成立血防手术队，深入疫区开展晚期血吸虫病手术治疗，这一历史的重担就落在我和张日泉、张树屏等外科医生肩上。血防手术队第一站设在孝感毛陈龙店公社卫生院，在那个不足 18 平方米的手术室内开始了脾切除的治疗工作。

1967 年春喜讯传来，大家激动万分，裘法祖教授带领湖北省脾切除指导组来我们手术队指导工作、示范手术。我们收治了十几位晚期血吸虫病、脾大的患者。裘老一到毛陈卫生院，就亲自对每位患者进行了检查，第二天就开始了手术。当时我们都很年轻，十分需要上级医生的指导和帮助。

我们虽是医学院毕业，课堂上听过裘老讲课，在手术室的观摩台上隔着玻璃看到过裘老做手术，但那时我们都是学生，没有什么外科基础，所以领会不深。这次我们要当裘老的助手，亲历"裘氏刀法"，那该是多么难得的机遇。

第一个患者是个 40 多岁的农妇，切开腹腔，见脾大广泛粘连，按我们当时的技术水平，只能放弃手术。裘老每一刀、每一剪、每一针都层次分明，准确无误，没有一个多余的动作，干净利索，出血不多，一个多小时手术就圆满结束，使我们大开眼界。裘老在我们这里工作时间虽不太长，但是我们每一个医护人员，甚至包括消毒员他都能一一叫出姓名。可见他记忆力非凡，也是他认真负责精神的体现。

难得的邂逅

1970年1月,一位脾切除复发食管静脉破裂大出血的军人从沈阳军区转到了武汉军区总医院,慕名请裘老会诊治疗。裘老从宜昌学习班来到军区医院,首次采用了胃底横断术(当时曾称为断胃再植术),使这位患者止住了呕血,转危为安。

1月20日,我正好去武汉军区总院拜访同学杨永珍医师。当时,杨医师负责这次会诊,使我有了再次拜会裘老的机会。裘老在外科办公室里给我讲了这一新的术式,他唯恐我听不懂他那浓重的江浙口音,特地在纸上边画边讲,十分详细。我当时是个年轻的外科医师,我只能算是裘老的徒孙辈,他却是那样不吝赐教,一直讲了一个多小时。真是“听君一席话,胜读十年书”。我幸运极了,认真做了笔记,并将裘老画的图一直珍藏至今。

难忘的专题讲座

1972年6月,我有幸参加了在汉阳县黄陵镇为全省年轻外科医生举办的《晚期血吸虫病外科专题讲座》,使我又一次聆听了裘老的教诲。

裘老在短短的一周时间内,从上午到晚上,每天三节课,亲自讲授。从肝硬化门静脉高压的基础理论到各种外科治疗方法,门腔静脉分流术与门体静脉断流术的比较,着重讲了脾切除和胃底横断术的手术要点。应大家的要求,他又额外讲了胃和甲状腺手术,还有肝硬化的治疗和抗生素的治疗进展,将国外已经积累了300例器官移植的信息告诉给我们。最后他给我们做了脾切除、胃大部分切除术的演示,以及裘式胃肠吻合的技巧。

裘发祖院士是国内最早做门腔静脉分流的外科权威专家学者，他开创了胃底横断术，为晚期血吸虫病及门脉高压食管静脉曲张大出血的治疗做出了卓越的贡献。为了手术安全与普及，裘老通过研究并不断完善，形成了别具一格、便于全国推广的贲门周围血管离断术，造福于晚期血吸虫病、门脉高压患者，这一功绩永载外科史册。

为期一周的专题讲座，是在偏远的汉阳黄陵公社卫生院举办的，他不畏酷暑，不知疲倦，侃侃而谈，在不大的会议室里面，大家鸦雀无声，认真地听，详细地记。这是医学界泰斗在“文化大革命”的年代，给他的学生们奉献的一道“外科盛宴”，可见裘老崇高的思想境界和高尚的人格魅力。

我们脾切除手术队在裘老亲自指导下，用 5 年时间完成了孝感地区的晚期血吸虫病手术治疗任务。1985 年我们撰写的《晚期血吸虫脾肿大手术治疗体会和远期疗效观察》，获孝感地区科学技术成果三等奖；同时，我写的《脾切除食道、胃底周围血管离断术治疗门脉高压大出血》获孝感市政府科技成果二等奖，并发表了《广泛粘连脾施行逆行切除体会》等论文，这些成绩的取得与裘老的启发和教导是分不开的。

裘老那睿智的目光，慈祥的容颜，与裘老同行，裘老把手搭在我的肩上，边走边谈，每当忆起就感到无比的亲切和温暖。

我的外科启蒙老师

老师用丰富而又深渊的知识滋养我们，以崇高的思想境界和高尚的人格影响我们。在老师的谆谆教诲下，使我具备了作为医生应有的品格和掌握了一技之长。

1965年春，孝感准备成立自己的血防脾切除手术队，把我和张日泉从血防防治第一线抽调出来，到花园医院历练。此时，武汉市二医院组织了以泌尿外科专家赵烙炎为首的手术组，来到了当时技术设备条件较好的孝感花园医院，开始了晚期血吸虫病脾切除术的工作。

赵烙炎医生新中国成立初毕业于河南大学医学院，在武汉协和医院临床实习后分配到武汉市二医院，成为当时武汉市少有的几位泌尿外科专家之一。赵烙炎医师有着河南人那种特有的质朴、宽厚，对待我们像对待他的孩子那样，总想把自己的一技之长尽快传授给我们。他不仅带我们做脾切除术，还带我们做了许多泌尿外科手术，如膀胱切开取石术、前列腺摘除术、肾切除术……他严肃认真的工作作风，严谨细致的手术风格，谦谦君子的为人处事，平易近人，成了我的人生楷模，也使我对泌尿外科有了初步认识和了解。

后来，为了方便血吸虫病疫区患者，我们随着市二院的手术组一起移师孝感龙店卫生院。在一个不到20平方米的手术室内，开始了脾切除工作。

4个月后,二院手术组的工作即将结束返院,赵烙炎医师建议我们,争取把二院门静脉高压外科专家请来,以利于我们外科技术的巩固和提高。后来经过努力争取,以吴良才为首的手术组来到了我们这里。半年多,与我们朝夕相处,不仅做了脾切除,并指导我们开展了上腹部手术,如胃大部分切除术、胆囊切除术、胆总管切开取石术及阑尾、肠梗阻、疝气等下腹部手术。感谢我的启蒙老师给了我翅膀,使我飞得快、飞得稳,我们毕业仅一年多,就能独立手术操作。

我们血防脾切除手术队经过5年多的努力,基本上完成了晚期血吸虫病脾切除的任务。此时,我争取到了一次进修学习的机会。心想,我即将回花园医院工作,就选择了泌尿外科的进修。其原因,妻子是妇产科医生,妇产科手术与泌尿外科常需配合,市二院的赵烙炎医师是我的启蒙老师,又是我的河南同乡,泌尿外科又是武汉市二医院的强项专科,我毫不犹豫地选择了市二院的泌尿外科进修。后来,武汉市重新组建一医院,赵烙炎、张天军二位泌尿外科主治医师同时调到该院,我随之转到了市一院进修。

市一院外科组建初期人手不够,因为我有点普外基础,可帮上忙,所以对我进修学习十分关照。我较快地掌握了泌尿外科常见疾病的诊断和手术治疗。膀胱镜检查是泌尿外科医生的基本功。当时,市一院外科就我一个进修医生,操作实践机会自然很多,我较快掌握了膀胱镜检查和输尿管插管技术,对我日后在泌尿外科发展打下了基础。

尿道下裂是常见的男性泌尿系统的先天性畸形,由于尿道口远端的尿道海绵体不发育,在阴茎腹侧形成了纤维带,造成阴茎下弯畸形,影响排尿和生殖功能。尿道下裂若为阴囊会阴型,阴囊自中间分裂成为两半,瘪小如阴唇,加上个别患者阴茎异常短小,犹如阴蒂,若合并隐睾,致使外生殖器酷似女性。因将男孩误当作女孩抚养,患儿进入女性角色,随着年龄增大,成为男性假两性畸形,此时若要恢复他的男性角色,将面临许多生理和心理的矛盾冲突。

尿道下裂唯一治疗方法是手术治疗,20 世纪 70 年代之前尿道成形术的种类多达百种,但是手术失败率都很高,成了泌尿外科医生的苦恼和心病。就在我进修期间,泌尿外科界逐渐达成共识,以 Deni's Browne 氏尿道成形术的手术成功率最高。原为两期手术,随着技术的熟练和提高,阴茎弯曲矫正术和尿道成形术也可一期完成。此时,赵烙炎和张天军两位医师教会了这一新技术,我受益匪浅。

Deni's Browne 氏尿道成形术的基本原理是,依靠埋藏的皮条边缘的上皮伸展开来,在覆盖的皮肤之下形成一完整的衬里,逐渐形成一个开口于龟头排尿的管道。Deni's Browne 氏尿道成形术的无张力缝合,是尿道下裂成功的关键。阴茎深筋膜与白膜之间是一个"血管分布稀少区",沿此组织间隙游离阴茎皮下,出血甚少,从而减少了结扎线头和电凝止血的组织损伤,降低了血肿形成和感染的发生。完整地分离阴茎筋膜,以获得全层皮瓣,使皮片不会缺血坏死。由于全层皮瓣的衬里是光滑的阴茎筋膜深层,更有利于埋藏皮条的上皮细胞生长,从而加速了新尿道的形成,提高了手术治愈率。

我调到花园医院后,两年中我连续做了 11 例尿道下裂、尿道重建手术,均获成功,这完全得益于我在武汉进修时,在赵烙

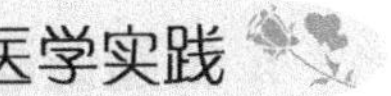

炎、张天军麾下学到的 Deni's Browne 氏尿道成形术。

忆肖华诚先生

转眼间,已是农工党孝感市委员会名誉主委肖华诚先生逝世七周年了。回首往事,他老人家的形象和风采依然清晰地显现在我的眼前。

初识肖老

我初识肖华诚先生是在 1963 年,当时肖先生是主管文教卫生的副县长。当时我刚从同济医学院毕业(那时曾更名为武汉医学院),那一年,首次实行大学生毕业劳动锻炼政策,我和妻子虎宝杰等 8 人被分配到孝感闵集血吸虫病防治组工作。

临行前接到通知,肖副县长要和我们见见面,我们一行十几位同学来到了县政府办公室(中山街那座罗马式建筑,现市第一人民医院办公楼)。那时我们初次离开学校,走向社会的学子,第一次见到副县长这样的领导干部,不免有些拘谨。不一会儿,肖副县长进来了,是一位身材修长,朴实儒雅的中年人,瘦瘦的脸盘上架着一副眼镜,颇具学者风范。肖副县长走过来和我们逐个的握手,工作人员还送上香甜薄脆的孝感麻糖特产,大家都是第一次品尝。肖副县长向我们介绍了血吸虫病的疫情及其危害,说明控制疫情反弹的重要性,勉励我们要响应毛主席"一定要消灭血吸虫病"的号召,他那娓娓而谈的亲切话语,长者的微笑,缓解了我们的紧张,增强了我们下乡到血吸虫病疫区工作的信心。

第二天出发去闵集,我们坐火车从祝家湾下车,背着行李,沿着乡间小路步行了 30 多里,下午才到达目的地。过了几天,肖副县长带着血防站丁昌真站长来看望我们。了解了工作和生活情况后,肖副县长还带我们去游览附近的凤凰台。这凤凰台就在闵集西南三里路,是宋初儒家名仕二陈夫子读书的地方,“双峰瀑布自天来,夜月明灯照凤台”,是孝感八景之一。我们一路走去,远远就看到广阔的湖汉平川上一高台突兀而起,一座三进的玲珑精致的道观古庙端然其上。登上望月楼,极目远眺,四周沃野尽收眼底。汛期湖水倒灌,一片汪洋,缥缥缈缈,这座古庙像是浮现在水面上的海市蜃楼,更显出琼楼玉宇模样。临走时肖副县长叮嘱李道长,这古迹是宝贵文物,务必尽力维护。可惜到“文化大革命”后,我回访患者时路经此地,高台依旧,肖副县长的嘱托尚在耳际,而庙宇已荡然无存,废墟上仅余些碎砖残瓦,一片荒凉。我能想象此时肖副县长若目睹此景况,定会心痛万分。

那时诊疗技术十分落后,血吸虫病的诊断靠粪便检查,采用酒石酸锑钾静脉注射进行治疗。这种药毒性很强,随时有发生阿-斯综合征猝死。病房就设在部队大房子里,为了随时发现病情变化及时处理,那时我们干脆和患者住在一起,睡地铺,吃百家饭,工作生活十分艰苦。我们经常看到肖副县长那清瘦的身影出现在疫区第一线,他头戴草帽,身背挎包,风尘仆仆,东奔西走,见到农民握手交谈,嘘寒问暖,和蔼可亲,给了我们很大的鼓励。他深入各治疗点,给我们介绍阿-斯综合征的抢救措施,这时我们才知道这位平易近人、谦虚谨慎、德高望重的“党外布尔什维克”肖华诚副县长原来是新中国成立前老牌医科大学生。顿时我们惊讶万分，肃然起敬，亲切感倍增，此时，他已是我们心目中尊敬的先生。

一年后，我被正式分配到孝感血防工作，当时，晚期血吸虫病肝硬化、脾功能亢进、食管静脉曲张大呕血的手术治疗成了当务之急，肖老当机立断，决定成立血防脾切除手术队。经过他多方努力，在武汉市二院及武汉医学院裘法祖教授的帮助指导下，“孝感血防手术队”从无到有、从小到大，在龙店卫生院、唐家寨血防组、祝站卫生院、东山头血防组巡回开展脾切除手术400多例。做了远期疗效随访，总结了手术治疗的经验和体会，撰写了学术论文，荣获1985年孝感地区科技成果三等奖。肖副县长这一重要举措不仅救治了许多晚期血吸虫病患者的生命，而且培养了一批外科医生。

相处在花园医院

在十年动乱期间，肖老被关进了“五七干校”。那时，我已调到花园医院外科和妻子团聚，很长时间没有肖老的消息。有一天肖老护送一名重伤病号来到医院，我突然见到久别的肖老非常高兴，可等我安排好患者再去找肖老时，他早就悄然离开了。同样的事又发生了几次，此时我才体会到善良老人的良苦用心，他是怕对我有什么不良影响，故意在回避我。

“文化大革命”终于结束了，拨乱反正开始，肖老被临时安排在我们医院，正好住我家对面。后来接触多了，这时我才知道他出生于孝感城关医生世家，1938年抗战期间奔大后方就读重庆药学专科学校，1939 年考入国立江苏医学院，1946 年毕业后回孝感行医，后来又投入启濮中学复校活动，担任校长。他向往民主，向往进步，在中共地下党的指引下，启濮中学成了培养进步青年的摇篮。肖老作为孝感地区爱国知识分子代表和无党派民主人士，一直受到中共党组织的信任，先后在孝感文教、卫生部门和单位工作。后被孝感人民政府委以重任，当选为湖北省第一届、第二届人大代表。他与党同心同德，工作严谨，尽职尽责，鞠躬尽瘁，不计名利，无私奉献，诚恳待人，有口皆碑。

在我们相处的日子里，他从未对停发工资、下放“五七干校”、喂猪养牛、蒙冤受辱有过怨言。对待审查，他既不违心交代自己的问题，也不以不实之词“揭发”别人的问题。肖老的人品是何等的高尚。

肖老为了解国际医学动态，潜心钻研原版德文、英文医学书，这时我才知道他不但是医学长者，而且精通两门外语。他生平以未能成为临床医师为一大憾事，但他仍全心全意为医学奉献。他曾对我谈过身后之事，如果医学需要，他愿献出自己的身躯，为医学生学习之用，肖老的胸怀是何等的坦荡！

肖老时常给予晚辈父兄般的关怀，那时医学书匮乏，我在临床上遇到难题，只能自己去摸索或和同事探讨。突然有一天肖老拿了一本 245 部队编写的《外科手术学》送给我，这本书系统实用，对我临床工作帮助很大，一直到今天仍是我案头必备的工具书。“文化大革命”后再版时才知道这本书是军内外科泰斗黄志强教授主编的外科专著。

后来医院派他到花西大队的中草药园举办“赤脚医生”培训班，我应他之邀去主讲外科学，那段时间经常下了手术台后骑车20多里去上讲台。一下自行车，首先看到的是肖老那和蔼的面容和那早已准备好的凉茶、洗脸水。后来我到应城参加英文补习班，他特地嘱咐他在应城工作的大儿子关照我的生活。

发挥余热

1980年肖老调回孝感，担任政协副主席，后被选为农工民主党主委。肖老以其崇高的人格魅力，团结广大知识分子，为孝感市的改革开放做贡献。1984年初我也调到孝感市第一人民医院担任院长，当时我妻子虎宝杰援外医疗出国，我把肖老的家当成了自己的家，工作之余常去他家看看。肖老精力充沛、精神矍铄、行动敏捷；肖老夫人关老师知书达理，对肖老照顾得无微不至，二老相敬如宾，家庭和睦，孩子们优秀，我为肖老幸福的晚年而祝福。

1987年我因为要照顾年迈的母亲，调回了郑州老家。每逢南下我总会到孝感去看看他老人家。此时，肖老虽年事已高，已经离休，但身体健康，他为老年大学主讲医疗保健课，为《孝感文史资料》撰文，又一次焕发青春热情。1992年5月，肖老古稀之年加入了中国共产党，实现了他多年的追求和愿望。

每逢年节假日，我与肖老之间也少不了书信贺卡往来，相互祝福问安。女儿回孝感开校友会，带去我的问候，他捎信让我们去他家住几天，但是由于我要照顾多病的母亲，工作离不开，始终未如他愿。

2006年4月噩耗传来，肖老于4月25日仙逝，当时我正出席郑州市第六届科学技术代表大会。会议结束，我和虎宝杰携子女立即奔孝感吊唁。我站在肖老遗像前，沉痛万分，眼泪夺眶而出，“肖老，您走了，我没有赶上送您，我的老领导，我的好老师，肖老，您一路走好！”

我的农民朋友尹蔚如

我与尹蔚如的初次相识是在1969年，当时我们脾切除手术队正在孝感南部血吸虫疫区做晚期血吸虫病外科治疗工作。主要是脾切除，手术治疗晚期血吸虫病脾肿大，脾功能亢进，腹水，食管静脉曲张大出血。一天，医疗队来了一个患者，人未进门肚先进来，当地农村称之为“大肚子病”。这个患者叫尹蔚如，反复大呕血，骨瘦如柴，病情危重。

尹蔚如家在孝感北部花园丘陵地带，那里不是血吸虫病疫区，经询问病史，方知他是青年时期常在孝感南部湖区修水利、打短工，有密切疫水接触史，因从未接受过治疗，现已发展到了血吸虫病晚期——巨脾、腹水。严重的腹水是不适宜马上手术治疗的，经过我们护肝、腹水静脉回输等中西医结合治疗，他的腹水渐渐减少，肝功能明显好转。

尹蔚如因多年生病，失去劳动能力，家境贫寒，加之远离家乡百余里，手术时连个侍候的人都没有，怎么办呢？想到尹蔚如的家距离花园医院只有一两里路，我可以利用回家休息的时间去做这个手术，于是我决定将手术放在花园医院进行。当时国家对晚期血吸虫病的患者每人给予100元的经济补贴，如果不输血，在那个年代已经足够整个手术费用了。

那时正值“文化大革命”时期，电力紧张，孝感花园地区只有晚上供电，这种手术要求高，我们只好晚上送电后手术。切开腹部，令人难以想象的是，脾脏不仅大，而且严重粘连。我们只有迎着困难上，因为此时如果放弃手术，那就等于放弃了他的生命，放弃了他全家的期盼。

手术开始了，我们首先结扎了脾动脉，脾脏随之变小变软，然后步步为营，对脾胃韧带、脾结肠韧带进行了分离、切断，但脾膈韧带和脾肾韧带是胼胝性粘连，无法分离，我只好采用了逆行脾切除的技术，先结扎脾蒂并切断，再进行脾粘连的分离。这种术式的优点是出血少，但是操作风险大。我仔细分离、结扎、切断脾蒂，顺利地从广泛粘连的脾窝里将脾完整取出，并将大网膜固定在脾窝内，这样既可止血，又利于建立侧支循环。手术中收集了 600 毫升脾血，处理后回输给患者，节省了不少费用。

手术从晚上来电开始，一直进行到次日东方泛起鱼肚白，最终手术安全结束，我迎着晨曦，拖着疲倦的身子回到宿舍，如释重负，心情却格外舒畅。

尹蔚如经过康复治疗，从死神那里被拉了回来。他的食管静脉曲张也得到了彻底改善，从此，再没有发生食管静脉破裂出血现象，完全恢复了劳动能力。事后我曾反思，由于患者当时身体条件所限我没有附加脾肾静脉分流术，也没有附加胃底周围血管剥脱术（门体静脉断流术），为什么患者食管静脉曲张得到了控制而再也未发生大呕血呢？这可能是粘连脾切除术后，附加的大网膜后固定术建立了丰富的侧支循环，自然降低了门静脉压力的缘故。

尹蔚如逐渐恢复了健康，又生了一对儿女，他勤劳持家，家境慢慢好起来。从此,他把我当成了救命恩人,每逢年过节,少不了你来我往。在那缺医少药的年代,大家知道了我和尹蔚如有交往,凡有就医方面的事,都托老尹找我。我们这些医生经常上山下乡锻炼,早已与农民有一种质朴的感情,他比我长两岁,我也把他当成了老大哥,彼此成了兄弟,我称他“老尹”,他的质朴和诚恳一直在深深影响着我。

1982年夫人援外出国,老尹派家里人来帮助我,我把家中多余的物品赠送给他。1987年我被调回郑州老家,每年的大年初一,最先按响门铃拜年的一定是大老远从湖北赶来的老尹。他生怕打扰我们,总是大年初一一大早来,当晚执意返回湖北孝感,总挽留不住。因此,每年的大年三十和初一,家家户户团圆的时候,老尹都是在火车上度过的,只是为了来看望我的全家。家里年年都少不了吃老尹带来的湖北农村特产——豆丝、糍粑、麻糖,这也是我的孩子们最爱吃的。老尹渐渐年纪大了,身体差了,我劝他不要往返辛苦,他就派儿女过来。仍然是初一早晨到,当晚返程,一如父亲般的执拗。

老尹命运多舛,后来又因犁耙水田得了破伤风。我得知后,立即给湖北孝感医院的院长、同事去电话,请他们代我关照,老尹又奇迹般地痊愈了。但终因年老体弱,于1999年4月3日病逝。老尹有病,可能怕我操心,没有及时告诉我,等病情加重才通知我,我还没有来得及到孝感看他,他却撒手人寰了。

老尹走了,我未及时送他,一直深感内疚。他是我的患者,慢慢成了朋友、兄弟。他有着质朴的人品、诚实的人格。他永远是我的人生的老师,是我做人的楷模。

后来我专程到孝感花园,给尹蔚如大哥扫墓。我站在墓前,深深三鞠躬:“我来晚了,尹大哥您一路走好!”

前不久我赴武汉参加同学聚会,返回时途经花园见到了老尹的子孙们,都已成家立业,令我欣慰。